本教材受浙江树人学院2024年校级教学改革项目"
创新创业教育协同共生范式建构与实践"（jg2...

中国公共卫生政策
案例分析

主　编　苑　健
副主编　宋海朋　徐　坤

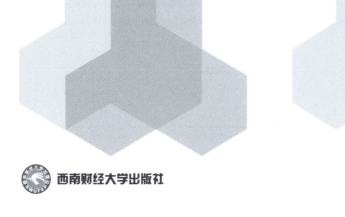

西南财经大学出版社

图书在版编目(CIP)数据

中国公共卫生政策案例分析/苑健主编;宋海朋,徐坤副主编.--成
都:西南财经大学出版社,2025.3.--ISBN 978-7-5504-6544-2

Ⅰ.R1

中国国家版本馆 CIP 数据核字第 2025T5Y795 号

中国公共卫生政策案例分析

ZHONGGUO GONGGONG WEISHENG ZHENGCE ANLI FENXI

主　编　苑　健

副主编　宋海朋　徐　坤

策划编辑:金欣蕾

责任编辑:金欣蕾　冯　雪

责任校对:王青杰

封面设计:墨创文化

责任印制:朱曼丽

出版发行	西南财经大学出版社(四川省成都市光华村街 55 号)
网　　址	http://cbs.swufe.edu.cn
电子邮件	bookcj@swufe.edu.cn
邮政编码	610074
电　　话	028-87353785
照　　排	四川胜翔数码印务设计有限公司
印　　刷	成都金龙印务有限责任公司
成品尺寸	185 mm×260 mm
印　　张	9.875
字　　数	251 千字
版　　次	2025 年 3 月第 1 版
印　　次	2025 年 3 月第 1 次印刷
书　　号	ISBN 978-7-5504-6544-2
定　　价	29.80 元

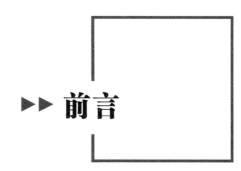

▶▶ 前言

2016 年，中共中央、国务院印发了《"健康中国 2030"规划纲要》。各地各有关部门认真贯彻落实，扎实推进健康中国建设，启动实施健康中国行动，深入开展爱国卫生运动，持续完善国民健康政策。2022 年，《"十四五"国民健康规划》印发，其中提到，"展望 2035 年，建立与基本实现社会主义现代化相适应的卫生健康体系，中国特色基本医疗卫生制度更加完善，人均预期寿命达到 80 岁以上，人均健康预期寿命逐步提高"。在这一进程中，为了实现公共卫生的任务目标，公共卫生政策需要不断改革。公共卫生政策与管理作为公共管理学科的重要组成部分，要求学生了解相关实践，并能运用所学理论进行分析。

案例教学是一种开放式、互动式的新型教学方式，近年来备受师生喜爱。通常，案例教学要求教师周密地策划和准备。教师还需要使用特定的案例指导学生提前阅读，并组织学生开展讨论，形成反复的互动与交流。案例教学一般要结合一定理论，通过各种观点的碰撞来达到启迪学生思维的目的。在案例教学中，教师所使用的案例既不是编出来讲道理的故事，也不是写出来阐明事实的事例，而是为了达成明确的教学目的，基于一定的事实编写的材料。它在用于课堂讨论和分析之后会使学生有所收获，从而提高学生分析问题和解决问题的能力。只有对现实案例进行探讨，才能让学生更好地理解与掌握公共政策分析的理论与实务。

本教材是为公共事业管理本科专业课程"公共政策分析"编写的配套辅助课程教材。全书共分为三个部分：第一部分是公共卫生政策分析理论，第二部分是公共卫生政策分析案例，第三部分是公共卫生政策代表性文件。参加编写的人员分工如下：苑健、宋海朋负责第一部分，徐坤负责第二部分，苑健负责第三部分，最后由苑健对书稿进行统筹整理。

本教材将公共卫生政策分析理论与我国公共卫生改革实践相结合，三个部分既相互联系，又独立成章。本教材融理论性、应用性和可读性于一体，可作为高等院校公共事业管理、社会工作、医学等专业的教材。

本教材的内容参考了已经出版的公共卫生政策相关教材，感谢相关前辈学者做出的贡献！由于时间仓促，相关案例的完整性和适切性仍然存在不足，希望在日后能够不断完善和更新公共卫生政策的相关案例。书中如有疏漏，恳请广大读者批评指正！

苑健

2024 年 10 月

▶▶ 目录

51 / 第三部分　公共卫生政策代表性文件

151/ 参考文献

第一部分

公共卫生政策分析理论

第一节　公共卫生政策概述

2015 年 10 月，党的十八届五中全会提出"推进健康中国建设"。2016 年 8 月，在全国卫生与健康大会上，习近平总书记指出"要把人民健康放在优先发展的战略地位"；同年 10 月，《"健康中国 2030"规划纲要》（以下简称《纲要》）出台，《纲要》是推进健康中国建设的宏伟蓝图和行动纲领。2017 年 10 月，习近平总书记在党的十九大报告中指出，实施健康中国战略。2019 年，《国务院关于实施健康中国行动的意见》和《国务院办公厅关于印发健康中国行动组织实施和考核方案的通知》相继出台，国家层面成立健康中国行动推进委员会并发布《健康中国行动（2019—2030 年）》，这一系列国家层面文件从全方位干预健康影响因素、维护全生命周期健康、防控重大疾病三方面提出任务要求，在个人和家庭、社会和政府等层面作出具体规定，并明确2022 年基本建立健康促进政策体系，2030 年基本实现健康公平的总体目标。卫生制度与个人日常生活的关系呈现出日趋紧密的趋势，人人享有基本的公共卫生服务成为国家层面进行卫生建设的题中之义。"共建共享、全民健康"是建设"健康中国"的战略主题，也是当下公共卫生制度建设的理念。

一、公共卫生政策的概念

公共卫生政策是国家或政府为了满足人们的健康需求而采取的行动方案和行为依据，其目的是研究社会如何以合理的方法，在能承担的成本（一定资源条件）下提供高质量和高数量的服务。世界卫生组织提出的"21 世纪人人享有卫生保健"以及实现上述策略的主要途径——"初级卫生保健"，就是世界卫生组织所制定的最基本的公共卫生政策。公共卫生政策体现卫生事业的性质，决定人民所享有的卫生服务的福利水平，对维护和增进人民健康具有重要影响。公共卫生政策来自国家总的政策，因为国家的各项政策、战略规划和行动计划是一个整体，不能截然分开。卫生发展已不仅是卫生部门的职责，而是与社会和经济发展的各个部门密切联系的。卫生发展在促进社会和经济发展的同时，又十分依赖于社会和经济的发展，所以公共卫生政策是整个国家政策体系中的重要组成部分，属于公共政策的一个具体范畴。

二、公共卫生政策的研究范围

公共卫生政策的研究范围主要包括以下四个方面：

（一）公共卫生政策与政策环境之间的关系

公共卫生政策属于公共政策范畴，因此，任何一项具体的公共卫生政策，都是在一定的自然环境与公共政策环境下实施的，并与宏观社会发展、宏观经济政策、法律法规等存在密切的关系。卫生事业不可能脱离社会主义市场经济的大环境而独立存在和发展，无论是政策的制定还是政策的执行和评估都是在现实生活中进行的，因此，任何一项公共卫生政策都是针对社会环境中出现的某一特定问题或矛盾而制定和颁布的。公共卫生政策的环境包括政治环境、经济环境、法治环境、社会文化环境和国际环境等。

（二）公共卫生政策的主体与客体之间的关系

公共卫生政策的主体是公共卫生政策运行过程中的决策者、参议者、参与者的统称。公共卫生政策的客体是指公共卫生政策所作用的对象，包括公共卫生政策所要解决的卫生问题，以及要规范和制约的人群或个体。认识公共卫生政策客体是为了掌握和改造政策客体。我们不仅要从公共卫生政策客体的实际出发制定和实施政策，还要认识和把握具体政策客体的特殊性。

（三）公共卫生政策的运行机制

公共卫生政策的运行机制关系到公共卫生政策的制定、实施、控制、调整和终止等政策运行质量和状况，更关系到政策目标的实现程度。公共卫生政策运行机制主要由信息系统、咨询系统、决策系统、实施系统和监督系统等构成。公共卫生政策运行的规律主要包括公共卫生政策效力作用规律、公共卫生政策利益调控规律和公共卫生政策生命周期规律。

（四）公共卫生政策的方法学研究

国外有关公共卫生政策的研究主要借鉴了公共政策的三类基本研究——行为研究、价值研究和规范研究。行为研究主要回答"是什么"的问题，侧重于现状描述。价值研究主要回答"喜好什么"的问题，其基本内容包括为什么、为谁、为何目的、什么评价、多大风险和应该优先考虑什么等。规范研究主要回答"应该怎样"的问题。规范研究属于认识的范畴，主要应用演绎推理的方法，从抽象的普遍原理出发，得出特定问题的结论。目前，国内公共卫生政策研究常用的方法有调查研究法、试验研究法和比较研究法，但尚未系统化。

三、公共卫生政策的主体与客体

公共卫生政策是一个复杂的动态系统，要进行公共卫生政策研究首先必须弄清楚以下问题：政策由谁制定和由谁执行，谁对政策过程有影响？政策发生作用的对象是什么？影响的范围有多大？这些也是公共卫生政策的主体与客体问题。

（一）公共卫生政策的主体

公共卫生政策的主体是公共卫生政策运行过程中的决策者、参议者、参与者的统称，三者共同构成政策活动的组织结构，形成政策运行的主体系统。它主要解决谁来制定、实施、监督和评估政策的问题。政策运行的整个过程都有政策主体起重要作用，没有政策主体的政策是不存在的。政策主体在政策运行过程中起主导作用，因为政策运行过程就是政策主体与政策客体和政策环境相互作用、相互渗透的过程。任何政策活动目标的实现，都离不开政策主体充分发挥主观能动性，因此，政策主体自身的素质状况决定着政策制定、实施、评价和监督活动的状况。另外，政策主体的作用，受到政策环境和政策客体的制约。政策客体和政策环境是政策主体的实践活动的客观前提，不以政策主体的意志为转移；政策主体要改造政策客体和政策环境，必须按照政策客体和政策环境的客观规律进行。

1. 立法机关

立法机关在我国是指全国人民代表大会及其常务委员会。立法机关是政策主体的一个重要的构成因素，它的主要任务是立法。全国人民代表大会是我国最高国家权力机关，是国家的立法机关，在我国国家机关体系中居于最高地位，拥有最高立法权、最高任免权、最高决定权、最高监督权和应当由最高国家权力机关行使的其他职权。与卫生相关的法律由全国人民代表大会及其常务委员会制定和颁布。

2. 行政机关

行政机关是指贯彻执行国家的法律和政策，管理国家的内政、外交等行政事务的机关，它掌握国家的行政权力，运用公共政策对国家公共事务进行管理，是立法机构所确立的国家意志的执行者。行政机关可分为中央行政机关（中央政府）和地方行政机关（地方政府）。在我国，政府作为行政机关，是政策主体的一个重要因素，各级卫生行政机关是公共卫生政策的执行主体。中华人民共和国国务院即中央人民政府，是最高国家权力机关的执行机关，是最高国家行政机关，而地方各级人民政府是地方各级国家权力机关的执行机关。国务院享有行政立法权、提案权、监督权、人事权以及全国人民代表大会及其常务委员会所授予的其他方面的职权。

3. 政党

政党，尤其是执政党，是政策主体的一种核心力量。公共政策在某种程度上可以被视为执政党的政策。

4. 利益集团

利益集团是重要的非官方政策主体之一，它在公共政策运行过程中起着重要的作用。利益集团是基于社会利益的分化和多元化而产生的，是由具有共同的立场、观点和利益的个人组成的社会组织。它的职责就是履行利益聚合功能，一般以保障或增进其成员的利益为最高目标。

5. 公民

公民或选民是政策主体的一个重要组成部分，或者说是一种最广泛的非官方政策主体。在现代民主社会中，公民通过各种政治参与途径，影响或制约公共政策的制定与执行。在不同的政治体制下，公民作用于公共政策过程的方式、效果不同。在西方国家，公民参与政策过程的方式主要包括投票选举、听证会等。我国是人民民主专政的社会主义国家，人民是国家的主人。我国公民参与政策过程的途径是多种多样的，如参加听证会、选举人大代表等。

（二）公共卫生政策的客体

公共卫生政策的客体是公共卫生政策发生作用的对象，或者说，公共卫生政策主体就哪些问题制定政策。政策客体是相对于政策主体而言的，政策的主体与客体构成了政策过程中的一对矛盾：一方面，政策主体对政策问题的界定和解决问题的目标规定了政策客体的范围和性质；另一方面，政策客体也不是消极被动的，它既有内在的结构和类型，对政策主体起着限制和约束的作用。不同政策研究者重点研究的政策客体有较大的区别。较为普遍的政策客体的划分方法是从事的角度和人的角度对政策客体进行划分。

1. 事的角度

从事的角度看，政策所要处理的是社会问题。社会上存在各种各样的问题，但并不是所有的社会问题都是公共政策的客体，只有那些涉及社会上大多数人利益的、被政府列入议事日程的社会问题才是公共政策的客体。例如，公共卫生问题、居民健康问题、教育问题等。如果按照不同的领域来划分社会问题，就会形成经济领域的问题、社会领域的问题、卫生领域的问题等，其所对应的政策就被称为经济政策、社会政策和公共卫生政策，可见公共卫生政策主要是为解决卫生领域内的社会问题而形成的政策。世界卫生组织提出的"21世纪人人享有卫生保健"的全球策略，以及实现这一策略的主要途径——"初级卫生保健"就被认为是世界卫生组织所制定的最基本的公共卫生政策，其所要解决的问题就是当时存在的不同国家之间、同一国家不同人群之间享受卫生保健服务的巨大差别。

2. 人的角度

从人的角度看，政策所发生作用的对象是社会成员或社会团体，这些受政策规范、管制、调节和制约的社会成员被称为目标群体。不同政策，作用的范围不同，所要影响或调节、控制的社会成员及其行为的范围也不同。社会成员及其形成的利益团体所处的地位不同，社会分工不同，从而产生了不同的利益诉求。各种公共政策的制定和执行必须注意调整社会成员之间的利益关系，并保证政策能够保护社会中绝大多数人的利益。了解政策发生作用的公共卫生问题的性质和特点，了解政策涉及的社会成员的需要、利益和心态，有助于制定出适应具体情况、能被人民群众普遍接受或能被多数人理解的政策，有助于政策的顺利执行，取得预期的政策效果。

四、公共卫生政策的特殊性与层次

（一）公共卫生政策的特殊性

公共卫生政策既具有公共政策的一般特性，也具有卫生领域的特殊性。

1. 人本性

所有公共卫生政策的制定和实施都围绕着一个最基本的目标，即保障和促进人民健康。政策制定者应根据健康问题的严重程度和影响范围确定优先解决的问题，并综合考量现有卫生体系资源的局限性和管理水平，制定卫生政策。

2. 专业性

卫生服务的提供具有专业性的特点，例如：卫生领域的人力资源培养周期长；医患双方信息具有不对称性，患者很难对其所接受的卫生服务质量进行判断；等等。这些特点在现实的卫生服务供给中导致了很多冲突和矛盾。因此，公共卫生政策一方面要起到规范卫生服务的作用，保证卫生服务的质量，保障患者健康权益；另一方面要促进公共卫生事业的可持续发展，鼓励技术创新，不断解决人民群众的健康难题。

3. 社会性

健康问题关系到每个人，公共卫生政策由于其对健康问题的影响、利益相关者众多而广受关注。现代医学模式是生物-心理-社会医学模式，多数健康问题的解决，不但要依靠卫生部门，还要依靠政府的力量，需要多部门协作，动员全社会参与。因此，公共卫生政策体系也是一个系统的工程，需统筹考虑内外部环境、资源和未来发展趋势，注重政策间的衔接，以及部门间、政府与机构间、政府与社会公众间的协调与配合。

4. 复杂性

不确定性是卫生服务领域的本质特性，这种不确定性决定了公共卫生政策问题的复杂性，也就决定了政策工具选择的复杂性。在选择政策工具时，首先要考虑保障健康机会的均等，其次要促进卫生资源效率的提升。以公立医院改革为例，公立医院是政府建立的为解决人民群众健康问题的专业机构，需委托专业管理人员代其进行管理。这种委托-代理关系使得公立医院在一定程度上成为政府失灵和市场失灵的结合体，单纯以政府计划手段或以市场手段都难以解决目前公立医院改革发展所面临的问题，需要结合实际探索不同的改革策略。

（二）公共卫生政策的层次

1. 公共卫生政策的指导思想

指导思想是公共卫生政策的灵魂。执政党和政府对国民健康问题重要性的认识及其价值取向，决定了一个国家卫生政策的基本走向。例如，美国的自由经济思想影响着美国以私人医疗服务机构为主体的医疗服务体系和以商业医疗保险机构为主体的医疗保险体系，英国的福利经济思想影响着英国国家卫生服务体系的建立。

习近平总书记在2016年全国卫生与健康工作大会上强调，要把人民健康放在优先发展的战略地位，以普及健康生活、优化健康服务、完善健康保障、建设健康环境、发展健康产业为重点，加快推进健康中国建设，努力全方位、全周期保障人民健康，为实现"两个一百年"奋斗目标，实现中华民族伟大复兴的中国梦打下坚实健康基础。

2. 卫生工作方针和卫生发展战略

卫生工作方针是国家指导卫生事业发展的重要指导原则和基本思想，是指导国家各项卫生工作和制定各项具体卫生政策的依据。卫生工作方针须适应国家卫生工作的特定历史背景，具有一定的时代性。

卫生发展战略是根据卫生事业发展和改善人民健康的需要，以卫生事业的整体发展规律为依据，以指导卫生事业的总体可持续发展为目的，对卫生事业全局的、长远的、重大的问题进行全局性、规律性、层次性和决策性的谋划。卫生发展战略所确定的战略目标、战略重点、战略对策等具有方向性、原则性，是卫生事业发展的纲领，对卫生事业的各项活动具有指导作用，需要通过具体的政策转化为具体的行动计划。

3. 具体的公共卫生政策

具体的公共卫生政策涉及卫生事业管理的各方面，包括卫生服务体系建设和改革政策、医疗保障制度建设和改革政策、药品领域管理政策、卫生管理体制改革政策、卫生经济政策等。相关政策可以根据卫生系统的特点划分出子领域，也可以根据要解决的政策问题和要实现的政策目标形成特定的政策群。具体的公共卫生政策是在国家卫生工作方针和发展战略的指导下，以解决危害城乡居民健康的主要问题为切入点，结合现有卫生资源情况制定的。

第二节　公共卫生政策的制定过程

公共卫生政策的制定过程分为公共卫生政策问题的提出、公共卫生政策的制定、公共卫生政策的实施、公共卫生政策的评估、公共卫生政策的调整与终止五个环节。

一、公共卫生政策问题的提出

制定公共卫生政策的目的在于解决问题，这些问题就是实际状态与期望状态之间的差距。问题是客观存在的。例如，在生产力落后的情况下，人们生活水平低、医学不发达、人均寿命短。随着生产力的发展、科学技术的进步和医疗水平的提高，人均寿命大大延长，随之又出现了人口老龄化问题。政府作为社会公共事务的管理者，有必要关注并解决某些社会公共问题。但现实中，社会上可能存在各种问题，政府没必要也不可能解决所有的问题，只有政策问题才是政府要解决的问题。例如，群众对卫生系统感到不满，具有对卫生系统进行改革的迫切要求，此时，便会将该问题归类为政策问题。可见，只有在特定的条件下，社会问题才能够成为政策问题。

（一）公共政策问题的基本特征

公共政策问题通常具有如下基本特征：

1. 相关性

不同范围、领域、层次的政策问题之间存在相互联系、相互制约的关系。如人口增长问题会影响到教育、卫生、住房、交通、就业等众多相关问题。

2. 主观性

政策问题的成立，除了必须先有若干社会现实的存在为基本条件外，最重要的还在于人们的主观认定。而这种人为的确认，又因人们的利益、信仰或价值观的不同而不同。某一问题在一些人看来非常重大，需要政府采取行动加以解决；而另一些人则可能不以为然，认为没有必要兴师动众。

3. 历史性

政策问题往往不是突然产生的，而是逐渐形成的，它的产生有一定的历史原因和社会背景。

4. 动态性

随着社会发展和形势变化，政策问题也必然处于动态的变化发展之中。

把握公共政策问题的四个基本特征，有助于我们发现和界定政策问题。

（二）公共政策问题的界定

对公共政策问题的界定，就是对问题进行系统分析，明确问题的性质和范围，并找出问题产生的原因，以便有针对性地确定政策目标。社会生活中有许多复杂的问题，诊断时我们往往无从下手。一般来说，解决复杂问题的办法有两种：一种是全面展开，所有因素一起抓；另一种是突破重点，以点带面。前一种做法是笨拙的办法，后一种做法是省力的办法。在复杂的社会大系统中，真正发现问题不容易，而抓住主要矛盾更不容易。要发现问题，就要在众多的矛盾中，发现起主要作用的矛盾，并把主要力量用在解决这类问题上面。

二、公共卫生政策的制定

制定公共卫生政策必须有一定的程序，以保证公共政策的正确性和科学性。公共卫生政策的制定大致可分为如下过程：

（一）确定目标

抓住问题的主要矛盾后，就要确定政策目标。确定目标是政策制定过程的一个重要阶段。公共卫生政策目标，是政策制定者要实现的一种理想状态和衡量目标实现的一系列指标。政策目标与政策问题密切相关。正确的政策目标具有导向和激励作用，能大大调动群众的主观能动性和为实现目标而奋斗的积极性；而如果目标选择错误，就会得不偿失。

为保证公共政策目标的正确性，确立目标时必须注意以下问题：

1. 公共政策目标具体明确

公共政策目标具体明确有助于明确政策目标所需要的各种资源，明确制约目标实现的各种可控和不可控条件。目标明确，各个利益相关集团就会明确地表明自己的态度和立场。例如，2000年起，我国把医疗机构划分为营利性和非营利性两类，这个政策的目标就非常明确，即对所有的医疗机构进行分类管理。相应地，针对不同类别的医疗机构，卫生、财政和税收政策也都有所不同，在操作过程中，政府需要对这些不同的政策进一步具体化。

2. 公共政策目标有效协调

一个公共政策往往是具有多个目标的。这些目标有主要的，也有次要的；有近期的，也有远期的；有相互补充的，也有相互对立的。公共政策目标的协调，就是要尽量强调它们之间的一致性、同向性，克服它们之间的冲突性。

3. 公共政策目标与手段要统一

政策系统往往是多层次的，由总目标和子目标构成。子目标是实现总目标的手段，下一级目标是实现上一级目标的手段。例如，初级卫生保健既是实现"人人享有卫生保健"这个全球健康总目标的手段，又是改水改厕、健康教育、计划免疫等手段的目标。

（二）制订方案

提出方案是实现目标的必然途径，也是制定公共政策的关键步骤。公共政策制定的过程，就是方案的比较和选择的过程。

制订公共政策方案的方法一般有以下三种：

（1）领导和群众相结合的方法。首先，由领导者提出公共政策的初步构想；其次，需要领导者到群众中去使自己的想法更切合实际；最后，组成政策起草班子或政策立案部门，根据领导提出的想法和要求，制订政策方案。

（2）咨询的方法。领导者提出要解决的问题，由几家专门的政策咨询机构或咨询人员研究提出若干政策方案，从中择优选取。

（3）协调的方法。一些公共政策的内容往往比较复杂，涉及不同的领域、不同部门或不同方面。这就要求在政策立案中，必须会同有关部门的决策人员加以协调，以统筹兼顾，避免产生矛盾；对于一些重要的问题，还可以召开不同形式、不同人员参加的政策论证会。

公共政策方案的提出应注意以下几点：第一，要进行可行性论证，如政治上是否能被政策实施者接受，经济上是否具备可用的资源，技术上是否具备达到目标的能力；第二，要进行后果预测，如是否能达到目标及差距多少，会引起各方面什么反应，有什么风险，对可能产生的消极后果是否需要提出补救方案；第三，对于能取值的因素进行定量分析，尽量用数值来表达政策，使之精确化；第四，政策方案至少在两种以上，方案之间最好有较大差别，目的是便于比较并能从中选出最佳方案。

（三）方案的验证

公共政策方案所涉及的大多是间接的数据和可行性分析，但现实生活要比任何方案所能包含的内容都复杂，因此，有必要进行实际验证，以判断备选方案是否能够达到预期的目标。

一般来说，方案验证是指在若干最有希望的政策候选方案中选择一两个点，进行模拟试验。为了达到真实的效果，通常可采用"实地验证"的方法，即按照拟议中的政策方案，以小量的对象进行试验，通过观察实践中政策方案的实际作用和问题，不断修正原方案中的不足之处，为大规模推行这种政策方案的可行性提供进一步依据。

方案验证的方法有许多种，通常是采取对比组验证法，即选择背景情况大致相同的两个区域，对其中一个区域实施政策，并将实施效果与另一个未受政策影响的区域进行对比。这类验证方法要求比较高，而且耗费也比较多。除此之外，还可以利用现有的一些设施，略加改造，进行比较粗糙的相似性试验，观察在某一政策影响下，可能产生的主要影响，以防止重大政策失误。

（四）方案的采纳

对公共政策方案作出抉择之后，未必立即付诸实施。它需要依照一定的法律程序予以审定，即合法化，才能成为真正具有权威性的政策，才能得到有效执行。

三、公共卫生政策的实施

公共卫生政策制定出来以后，就进入了政策实施阶段。公共卫生政策的实施，指的是把政策内容付诸实施的过程。政策实施是一个复杂的过程，它包含了一系列相互衔接的基本环节，而要顺利地完成这些环节以促成政策目标的实现，必须依靠一些必要的执行手段，如行政手段、法律手段、经济手段、思想引导手段等。公共卫生政策实施的过程主要包括公共卫生政策宣传、制订实施计划、物质准备、组织准备、公共卫生政策试验、全面实施、公共卫生政策执行再决策、协调与监控等环节。

（一）公共卫生政策宣传

公共卫生政策宣传是政策实施过程的起始环节。公共卫生政策实施是由执行人员、目标对象、社会公众一起协作完成的。要使政策得到有效实施，必须首先统一人们的思想认识。政策宣传是统一人们思想认识的一个有效手段。在进行政策宣传时，要注意遵循以下原则：一是宣传必须全面，切忌模棱两可、断章取义，尤其是防止对政策的故意歪曲；二是形式的多样化，针对不同的宣传对象，应采用多种宣传方式，以使宣传对象能够快速、准确地理解政策。

（二）制订实施计划

公共卫生政策的实施是一个复杂的动态过程，这个过程要有计划地进行，这是不可缺少的一个步骤，也是保证执行活动有序进行的重要条件。为了在复杂的实施活动中能够根据政策的要求组织、指挥和协调各级各部门政策实施机关和执行人员的行动，必须有一个明确的"路线图"，而政策实施计划就是政策实施活动的"路线图"。制订实施计划一般包括两个方面：一是总体计划，即明确执行部门的责任范围，提出目标要求，明确执行目标的期限；二是分期实施的具体计划，政策目标难以在短期内达成，因此要将目标分解，确定每一阶段的执行步骤、方法、措施和要求。

制订实施计划，应遵循下列原则：一是客观性原则，制订计划必须从实际出发，计划要切实可行；二是适应性原则，编制的计划要有适应环境变化的弹性机制，特别是要有适应意外情况发生的防范机制；三是全面性原则，编制计划要能够统筹兼顾，切忌顾此失彼；四是一致性原则，要求政策执行机构内部各职能部门的工作目标保持一致，上下级的政策目标保持一致，以增强组织上的统一性和方向上的一致性。

（三）物质准备

物质准备是保证公共政策顺利实施的经济基础，是必不可少的环节。物质准备主要是指必需的财力（经费）和必要的物力（设备）两方面的准备。首先，执行者应根据政策实施活动中的各项开支编制预算。预算报经有关部门批准后，才算落实了经费。其次，物质准备也包括必要的设备准备，如交通工具、通信设备、技术机械设备、办公用品等方面的准备。只有做好充分的物质准备，才能为有效地实施政策创造有利条件和环境。

（四）组织准备

组织准备工作是公共政策具体贯彻落实的保障机制，组织功能的发挥情况直接决定着政策目标的实现程度。组织准备工作一般包括三方面的内容：一是确定政策实施机构。这是组织准备首要的任务。常规性、例行性政策的实施，一般由原执行机构继续承担，不必另设机构，但有时也可用提高原机构地位的方法或者改组机构的方式来保证政策的顺利实施。如果是执行非常规性或者牵涉面比较广的政策，则应组建临时机构，以确保政策的有效实施；一旦政策目标实现后，即行撤销。二是选人用人。政策是要靠人来执行的，所以人力资源是组织中最重要的因素。在组织准备中，最关键的就是选人用人。在选人用人时，有关单位应坚持德才兼备的原则。三是制定必要的管理制度。有关单位必须建立和健全相关的管理规章和制度，明确政策实施的具体准则和依据，保证政策顺利实施。这些管理制度主要有目标责任制、检查监督制度、奖惩制度和组织纪律、职业道德、行为规范等。

（五）公共卫生政策试验

公共卫生政策试验是政策实施过程中的重要环节。公共卫生政策试验是指在一项新政策正式推广之前，根据政策目标群体和政策适用范围的实际情况，选择具有代表性的局部地区、范围或群体，使用较少的成本和较短的时间，试行政策的方法。政策试验既可以验证政策，如发现偏差、及时反馈信息、修改和完善政策，又可以从中取得具有普遍指导意义的经验，如实施的办法、步骤、注意事项等，为政策的全面实施奠定基础。我国推行重要的政策，几乎都要经过试点阶段。如新型农村合作医疗试点、医疗改革试点等。政策试验一定要按照科学的方法进行，政策试验的步骤大致包括选择试验对象、设计试验方案和总结试验结果三个阶段。

（六）全面实施

公共卫生政策的全面实施是政策实施过程中操作性、程序性最强，涉及面最广的一个环节。全面实施公共政策要求严格遵循政策实施的基本原则，以保证政策目标的实现。

（七）公共卫生政策执行再决策

公共卫生政策执行再决策是指政策执行主体在政策实施过程中以及政策执行任务完成之后，根据信息反馈对原政策方案所作的必要补充或修正。政策执行再决策的作用是使一项政策的执行能始终顺应主客观的实际情况，灵活地朝着一定的政策目标迈进，使一项政策的实施能在不断地调整过程中趋于完善、合理，从而解决所要解决的政策问题。

（八）协调与监控

公共卫生政策的协调与监控是贯穿于政策实施全过程的。协调做好了，才能使执行人员及其他有关人员做到思想观念上的统一和行动上的一致，才能保证实施活动的同步，才能提高工作效率，减少人力、物力、财力、时间等的浪费。

监控是政策实施过程的保障环节。在实际的政策实施过程中，政策执行者认识上的差异等，会造成对政策理解的失当，或者政策制定者与执行者之间存在的利益差别的影响，往往会使政策实施活动偏离政策目标，因而必须对整个实施过程加强监督和控制，以保证政策的全面贯彻和落实。

四、公共卫生政策的评估

完整的公共卫生政策过程不仅包括科学合理地制定政策、有效地实施政策，还包括对政策效果及其影响的分析评估，以便确定某项公共卫生政策的实际价值和影响。在公共卫生政策评估中，政策绩效包括：公共卫生政策预定目标的完成程度、公共卫生政策的非预期影响、与政府行为相关的各种环境的变化、投入的直接成本和间接成本、公共卫生政策所取得的收益与投入的成本之间的比例。在进行评估时，要从整体性、多层次、多侧面、综合性的角度来设定评估标准。美国学者萨茨曼较早提出了政策评估的五项标准，即工作量、绩效、绩效的充分性、效率、执行过程。

威廉·邓恩把公共政策的评估标准分为六类：效益、效率、充足性、公平性、反应性和适宜性。公共卫生政策评估具体能够解答如下问题：解决问题的程度如何、措施合理的程度如何、社会影响和震荡如何、政策问题未解决的原因等。总体来说，公共卫生政策评估是一个系统过程，需要按照评估标准全面收集信息，进行定性和定量分析，提出对公共卫生政策是否延续、调整或终止的建议。我们通过政策评估，还能够对政策过程的诸阶段进行全面考察和分析，总结经验、吸取教训，为以后的政策实践提供良好的基础。

五、公共卫生政策的调整与终止

公共卫生政策的调整与终止是公共政策周期的最后一个环节。完成评估以后，有的政策就终止了，有的政策则要进行重要调整。由于政策的重构和再次实施，又开始了新的一轮政策循环。政策本身就是动态、发展着的，旧的政策渐趋终结，新的政策不断产生，从而形成政策循环往复的周期现象。

（一）公共卫生政策的调整

公共卫生政策调整是指公共卫生政策主体根据政策评估的结果，对原有政策中不适应政策对象和政策环境变化的部分，采取渐进的方式，进行修正、增删和更新，以便达成预期政策效果的一种政策行为。

公共卫生政策的调整主要有以下几种形式：

公共卫生政策的修正是指在保持现行政策基本框架不变的前提下，对其具体内容和目标、适用范围和时间所作的修改和订正。

公共卫生政策的增删是指在保持现行政策基本框架不变的前提下，对其具体内容和目标、适用范围和时间等进行增补和删减。

公共卫生政策的更新是指对正在实施的现行政策所作的变革。政策更新通常是在一个国家的政治、经济生活出现重大变革的时期发生的政策调整。

公共卫生政策的撤换是指对实施中的已经失去合理性和科学性的政策所采取的调整。公共卫生政策的调整通常被看作政策方案的重新制订和执行的过程，因此政策调整的一般程序是重新界定问题、拟订调整方案、选择调整方案、实施调整方案。

（二）公共卫生政策的终止

公共卫生政策终止是指政策决策者在对政策或计划进行慎重评估后，采取必要的措施，以中止那些过时的、多余的、不必要的或无效的政策或计划的一种行为。由于政策终止涉及一系列的人员、机构和制度等复杂因素，因此，政策终止会遇到许多困难或障碍，这就要求政策决策者运用高度的智慧和技巧，采取灵活的策略，加以妥善处理。

一般而言，公共政策终止的主要形式有如下几种：

公共政策废止指的是终止政策的执行。这是我国政府用来终止那些过时或失效的政策最常见的方式。

公共政策替代指的是新政策代替旧政策，但所面对的问题不变，所要满足的要求不变。在这里，新政策是对旧政策的补充、修正，目的是更好地解决旧政策没有解决好的问题，以充分实现政策的目标。

公共政策合并指的是将所终止的政策内容并入其他已有的政策中，或是将两项或多项被终止的政策合并成一项新的政策。

公共政策分解指的是当原有的政策由于内容繁杂、目标众多而影响到政策绩效时，将原有政策的内容按照一定的原则分解为几个部分，每一部分形成一项新政策。

公共政策缩减指的是采用渐进的方式对政策进行终结，为了缓冲政策终结所带来的巨大冲击，可通过逐步减少对政策的投入、缩小政策实施的范围、放松对政策实施的控制等方式，达到终止政策实施的目的。

公共政策的法律化指的是对于一项经过长期实行确实有效的政策，为了提高其权威性和强制力，经过立法机关或授权立法的行政机关的审议通过，上升为法律或行政法规。这是另一种意义上的政策终结。

第三节　公共卫生政策的分析方法

一、公共政策分析的含义

公共政策分析这一概念，是美国经济学家林德布洛姆首先提出的，他在 1958 年发表的《政策分析》中，用"政策分析"表示一种将定性与定量相结合的渐进比较分析的类型。正如对公共政策的理解不同，各学者对政策分析的概念也做了不同的界定。

综合比较各学者对政策分析的定义，我们认为政策分析是指应用科学的知识和方法解决公共政策的选择和实施中所遇到的问题，是在公共政策领域内创造和应用知识的复杂的社会过程。公共政策分析的目的在于寻找解决公共问题的适当方案。

二、公共卫生政策分析的一般性方法

公共卫生政策分析的一般性方法主要指在公共卫生政策研究与分析的过程中，在各个环节都可以使用的方法。

（一）系统分析方法

按照系统论的观点，任何系统都是由子系统构成的，而构成系统的子系统、单元和要素之间及其与环境之间是相互作用且相互联系的，这就是系统的相关性。其含义有三：其一，系统内部子系统之间、单元之间、要素之间存在着密切的联系；其二，系统要素与系统整体之间存在着密切的联系，这又包括两方面内容，一方面，系统整体的性质、规律对系统要素有着规定和制约作用，另一方面，系统要素的变化也会引起系统整体的变化；其三，系统与环境之间存在着相互制约、相互依赖的关系。因此，一般可将系统界定为由若干处于相互联系之中并与环境发生相互作用的要素或部分构成的整体。

目前，系统分析作为一种一般的科学方法论，已被各国认可和采用，并广泛运用于研究领域之中，特别是在有风险和不确定性的政策制定以及公共政策系统的改进上。这一分析方法的特征是把政策问题看成一个动态系统，并将其放在整个社会的大系统中去考察，确定其位置、所起的作用、独有的特征，以及和其他社会系统的相互关系。它将分析与综合有机结合，并运用最新的科学技术，定量、准确地描述对象的运动状态与规律，为解决如政策系统这一类复杂系统问题，提供研究的新途径。在政策分析中，若能科学地运用系统分析方法，将会提高所制定的政策质量；若完全缺乏系统分析，将会使复杂系统中的情况不断恶化。

（二）专家判断法

专家判断法是指依靠专家个人的经验和知识对政策问题及其所处环境的现状、发展趋势、政策方案及其可能产生的结果等做出自己的分析和判断的方法。这种方法先征求专家个人的意见、看法和建议，然后对这些意见、看法和建议加以归纳、整理而得出一般性结论。

（三）头脑风暴法

头脑风暴法是一种常用的专家会议法，可用来产生有助于查明问题和使之概念化的思想、目标和策略。它可以用来产生大量关于解决问题的潜在解决方法的建议。

相对无组织的头脑风暴常常出现在政府机构和公共或私营的"思想库"。在这些地方，对政策问题的讨论是非正式的，在很大程度上是自发的，涉及多个科学学科或领域的通才和专才之间的相互交流。开展头脑风暴也可以是有组织的。组织者会采用各种方法来使集体讨论得到协调。这些方法包括：第一，建立一个连续的决策研讨会机制，邀请积极性高的专家参加，在若干年内频繁进行讨论，并尽量避免常规会议那种拘束的气氛。第二，构建虚拟情景，以便对假设的未来事件进行模拟。情景模拟曾被用于探究潜在的公共卫生危机。

（四）政策德尔菲法

20 世纪 60 年代之后，一些政策分析者在传统的德尔菲法基础上加入了价值分析等因素发展出政策德尔菲法，突破了传统德尔菲法的局限，以便分析更复杂的政策问题。

（五）情景分析法

情景分析法又称脚本法或者前景描述法，是 20 世纪 70 年代末兴起的一种有效的预测技术。情景分析法是以一系列假设为依据，对政策环境的未来情况进行描述并做出预测，是对所要分析、设计和评估的系统或政策环境的未来情况所做的描述或预言。它是一种定量与定性分析相结合的方法，在预测的基础上，分析方案随其影响因素变化而变化的方向和程度。其最大优势是使决策者能发现未来变化的某些趋势和避免两个最常见的决策错误，即过高或过低估计未来的变化及其影响。

（六）运筹博弈法

博弈是指利害关系对立的各方按照一定的规则行动，各方都为使自己获胜而根据他方所采取的策略或手段来确定自己的对策的活动或行为。运筹博弈是由人参与的模拟活动，博弈的局中人（参与者）通过扮演各种角色来相互影响，从而模拟个人、团体或社会经济部门的行为。运筹博弈有两种基本类型，即人机博弈和人工博弈。前者是同时使用计算机和人工的博弈类型，后者是不需要由计算机模拟而由人直接参与的博弈。

三、公共卫生政策分析的特殊性方法

由于公共卫生政策的各个制定过程是紧密相连的，因此公共卫生政策研究各阶段的研究方法也就具有一般性和特殊性之分。在公共卫生政策制定的程序中，每一个步骤都有其目标和操作步骤。为了实现这些目标，就需要用到特殊的研究方法。

（一）公共卫生政策问题分析的主要方法

政策问题分析的主要方法有历史分析法、因素分析法、假设分析法。

历史分析法是指对政策问题进行纵向分析的方法。它是一种带有明确的目的性，从档案、报表、书刊、报纸和其他有关历史文献中搜集资料，用于分析研究政策问题的方法。

因素分析法是指政策研究人员和政策制定人员运用科学的方法和技术，从纷繁复杂的调查资料中找出若干对政策问题的产生、发展起作用的因素，进而归纳和剖析对政策问题起重要或关键作用的因素，从而掌握影响政策问题发展变化的症结的方法。

假设分析法是指政策研究人员根据政策问题的事实资料，依据科学原理和推理，对政策问题某些不确定性方面进行创造性假设，然后对政策问题做进一步分析和研究

的方法。

（二）公共卫生政策目标分析的主要方法

公共卫生政策目标分析方法的选择和运用必须紧紧围绕公共卫生政策目标分析要素来进行。政策研究人员和政策制定人员要针对每个分析要素的重点和应取得的结论来选择方法。

一是对公共卫生政策目标的可行性分析，多采用定性分析方法，如专家调查法、专家意见法等。

二是对公共政策卫生目标间关系的分析，常用的方法有层次分析法、相关树技术、聚类分析法、大系统分解法、相关分析法、专家综合评分法、多目标分析的综合方法等。除上述方法外，还有许多定性方法，如头脑风暴法、帕登法、德尔菲法等，都可用于政策目标间关系的确认。

三是预估公共卫生政策目标可能产生的效果，主要应用预测类方法，如专家预测法、德尔菲法、头脑风暴法、趋势外推法等。

（三）公共卫生政策方案设计的主要方法

德尔菲法、专家预测法、头脑风暴法等都是设计方案的重要方法。除此之外，还有偶然联想链法、哥顿法、对演法、类比启发法、稽核问题表法等方法。

（四）公共卫生政策方案优选的主要方法

公共卫生政策方案优选的主要方法可以分为两大类：一是依靠民主评议、专家主观打分的方法，来确定最优备选方案；二是运用数量化处理手段，进行方案的比较优选。常见的定量优选方法有直接比较法、综合比较法、价值分析法、多重标准决策方法等。

（五）公共卫生政策试验的主要方法

公共卫生政策试验是一项很复杂的直接调查活动，也是一项开拓性的工作。为了寻求事物发展的规律性，制定出科学的方针政策，试验者在试验过程中，只有敢于打破旧观念、旧框架的束缚，才能够有所发现、有所创造。在公共卫生政策试验过程中，具有开拓性、创造性的方法主要有假想构成创造法等。

（六）公共卫生政策评估的主要方法

公共卫生政策评估是对公共卫生政策方案所做的分析。公共卫生政策评估活动实质上是一种价值判断。政策评估的方法有前后对比法、对象评定法、专家判断法、自评法等。

第二部分

公共卫生政策分析案例

案例一　长春 CS 公司疫苗事件

一、案例分析目的及要求

(一) 案例分析目的

(1) 通过长春 CS 公司疫苗事件，了解我国首次就疫苗立法的事件经过。

(2) 学会运用所学知识分析案例中公共政策的表现形式和政策的主客体。

(3) 理解公共政策议程设置、公共政策过程中的决策程序以及政策合法化过程。

(二) 案例分析要求

(1) 要了解和掌握的知识：公共政策与政策系统、政策活动者、社会公共问题、媒体议程、公众议程、政府议程、政策合法化。

(2) 仔细阅读和理解案例材料，完成案例中的题目。

二、案例分析内容

> **案例**

长春 CS 公司疫苗事件

一、事件背景

疫苗是指为了预防、控制传染病的发生、流行，用于人体预防接种的预防性生物制品。接种疫苗是人类控制传染病最重要且行之有效的措施之一。我国的疫苗分为两类：第一类是指由政府免费向公民提供，公民应当依照政府规定受种的疫苗；第二类是指由公民自费并且自愿受种的其他疫苗。

为了加强对疫苗流通和预防接种的管理，2005 年 3 月 24 日国务院颁布了《疫苗流通和预防接种管理条例》，从此，疫苗的流通和接种等事宜有了相关的法律依据。

2015 年 4 月，公安机关破获了山东济南非法经营疫苗系列案件。2016 年 3 月 28 日，国务院批准组织山东济南非法经营疫苗系列案件部门联合调查组，开展案件调查、处理工作，并提出完善疫苗监管工作意见。国务院法制办公室会同原国家食品药品监督管理总局、原国家卫生和计划生育委员会，认真研究调查组关于山东济南非法经营疫苗系列案件调查报告中提出的问题和完善疫苗经营、预防接种管理制度的建议，起草了条例的修改方案，经征求国家发展和改革委员会、公安部、原监察部、财政部、人力资源和社会保障部、商务部等有关部门的意见并进行协调，完成了《国务院关于修改〈疫苗流通和预防接种管理条例〉的决定（草案）》〔以下简称《决定（草案）》〕。2016 年 4 月 13 日，国务院总理主持召开国务院常务会议，审议通过了决定草案，并于 4 月 23 日正式公布。修改后的管理条例着力完善了第二类疫苗销售渠道、冷链储存、运输等流通环节的管理，加大了处罚与问责力度。但是，长春 CS 生物科技有限责任公司（以下简称"长春 CS 公司"）疫苗事件再次引发了公众对疫苗安全性问题的担忧。

二、事件发展过程

根据举报提供的线索，2018 年 7 月 5 日，国家药品监督管理局（以下简称"国家药监局"）会同原吉林省食品药品监督管理局（以下简称"吉林省食药监局"）对长春 CS 公司进行飞行检查；7 月 15 日，国家药监局会同原吉林省食药监局组成调查组进驻企业全面开展调查。7 月 15 日，国家药监局发布了《关于长春 CS 生物科技有限责任公司违法违规生产冻干人用狂犬病疫苗的通告》。通告称，现已查明，该企业存在编造生产记录和产品检验记录，随意变更工艺参数和设备的行为。上述行为严重违反了《中华人民共和国药品管理法》《药品生产质量管理规范》有关规定。国家药监局已责令该企业停止生产，并收回药品"良好生产规范"（GMP）证书，召回尚未使用的狂犬病疫苗。国家药监局会同原吉林省食药监局对企业立案调查，将涉嫌犯罪的人员移送公安机关追究刑事责任。据疫苗业资深人士透露，此次事发源自长春 CS 公司内部生产车间老员工的实名举报。

2018 年 7 月 15 日，一份由长春 CS 公司董事长高某某签发的内部紧急通知在网络上流传，通知主要内容如下：请各省推广团队立即通知辖区内的区县疾控机构及接种单位停止使用我公司的狂犬疫苗；立即就地封存我公司狂犬疫苗；公司立即启动召回程序，请各单位按召回规定予以配合；各推广团队采用传真、电话、网络等形式，通知到辖区各区县及接种单位。

2018 年 7 月 16 日，长春 CS 公司发布公告称："长春 CS 公司对此次事件的发生深表歉意。长春 CS 公司将密切跟踪事件进展，积极配合国家药品监督管理局、吉林省食品药品监督管理局等相关监管部门开展后续工作，严格按照中国证监会、深圳证券交易所的相关规定履行信息披露义务。敬请广大投资者注意投资风险。"

2018 年 7 月 19 日，长春 CS 公司发布公告称长春 CS 子公司收到《吉林省食品药品监督管理局行政处罚决定书》，主要内容如下：①没收库存的"吸附无细胞百白破联合疫苗"（批号：201605014-01）186 支；②没收违法所得 858 840.00 元；③处违法生产药品货值金额三倍罚款 2 584 047.60 元。罚没款总计 3 442 887.60 元。

值得注意的是，长春 CS 公司此次引起争议的狂犬疫苗并未在上述行政处罚书中提及，行政处罚涉及的是 2017 年 11 月的一起违法事件，即由长春 CS 公司和武汉 SW 制品研究所有限责任公司生产的各一批次共计 65 万余支百白破疫苗效价指标不符合标准规定，国家药监局已责令企业查明流向，并要求立即停止使用不合格产品。

2018 年 7 月 21 日，一篇自媒体文章《疫苗之王》引爆了整个舆论圈。新华社、光明日报、新京报等权威媒体针对这一事件进行了报道，质问相关问题疫苗流向；新浪、今日头条等网络媒体也针对这一事件进行了大规模报道，而微博、微信、贴吧等社交媒体平台则纷纷跟进报道。

2018 年 7 月 23 日，习近平总书记对吉林长春 CS 生物疫苗案件作出重要指示指出，长春 CS 生物科技有限责任公司违法违规生产疫苗行为，性质恶劣，令人触目惊心。有关地方和部门要高度重视，立即调查事实真相，一查到底，严肃问责，依法从严处理。要及时公布调查进展，切实回应群众关切。时任国务院总理李克强作出批示要求，国务院立刻派出调查组，对所有疫苗生产、销售等全流程全链条进行彻查，尽快查清事实真相，不论涉及哪些企业、哪些人都坚决严惩不贷、绝不姑息。对一切危害人民生命安全的违法犯罪行为坚决重拳打击，对不法分子坚决依法严惩，对监管失职渎职行为坚决严厉问责。尽早还人民群众一个安全、放心、可信任的生活环境。

2018 年 7 月 24 日，国务院调查组组长、国家市场监督管理总局（以下简称"国家市场监管总局"）主持召开调查组第一次全体会议，会议要求，重点围绕七个方面开展工作。一是彻查涉案企业违法违规行为，全面查清违法违规事实和涉案疫苗流向，做好调查取证工作；二是依法严惩违法犯罪行为，严肃查处涉案企业，对直接责任人等涉案人员要依法严惩；三是对公职人员履职尽责进行调查，发现失职渎职行为的要严肃问责；四是科学开展风险评估，研究提出分类处理救济措施；五是要妥善处理涉案企业后续工作；六是要回应社会关切，及时公布案件调查进展情况，普及疫苗安全科学知识；七是要研究改革完善疫苗管理体制的工作举措，建立健全保障疫苗质量安全的长效机制。根据工作需要，调查组下设案件调查组、监管责任组、综合组和专家组等工作组。

2018 年 7 月 29 日，依据《中华人民共和国刑事诉讼法》第七十九条的规定，长春新区公安分局以涉嫌生产、销售劣药罪，对长春 CS 公司董事长高某某等 18 名犯罪嫌疑人向检察机关提请批准逮捕。

在 2018 年 7 月 30 日召开的国务院常务会议上，时任国务院总理李克强听取长春 CS 公司违法违规生产狂犬病疫苗案件调查进展情况汇报后要求，"根据案件调查结果，依法从重对涉案企业和责任人、参与者作出严厉处罚，处以巨额罚款，并由司法机关进一步追究刑事责任，让严重违法犯罪者获刑入狱，把他们依法逐出市场，终身不得从事药品生产经营活动"。

2018 年 8 月 6 日，国务院调查组公布了长春 CS 公司违法违规生产狂犬病疫苗案件调查的进展情况：长春 CS 公司从 2014 年 4 月起，在生产狂犬病疫苗过程中严重违反药品生产质量管理规范和国家药品标准的有关规定，其有的批次混入过期原液、不如实填写日期和批号、部分批次向后标示生产日期。目前，召回工作在进行中。对于其销往境外的涉案疫苗，同时启动了通报和召回工作。为评估已上市销售的涉案疫苗安全性、有效性风险，国务院调查组还成立了由病毒学、疫苗学、流行病学、临床医学、预防接种、卫生应急、质量控制等方面专家组成的专家组，进行了深入调查和研究分析。

2018 年 8 月 16 日，习近平总书记主持中共中央政治局常务委员会会议，听取关于长春 CS 公司问题疫苗案件调查及有关问责情况的汇报，并对处理问题疫苗案件、确保疫苗质量安全作出部署。

按照党中央、国务院的决策部署以及全国人大常委会关于疫苗立法工作的要求，国家市场监管总局会同国家药监局、国家卫生健康委员会等部门组成疫苗立法起草工作小组。起草过程始终坚持把人民群众的身体健康放在首位，坚决守住安全底线，坚决贯彻党中央、国务院决策部署，围绕疫苗管理中存在的突出问题，研究借鉴国际经验，充分听取行业企业和专家学者意见，针对疫苗的特殊性，强化疫苗风险管理、全程控制、科学监管和社会共治，形成《中华人民共和国疫苗管理法（征求意见稿）》（以下简称《征求意见稿》）。2018 年 11 月 11 日，国家市场监管总局在官网发布公告，就《征求意见稿》公开征求公众意见。《征求意见稿》共分 11 章，涵盖疫苗研制、生产、流通、预防接种各个环节，对疫苗监管的特殊要求作出具体规定。意见反馈截止时间为 2018 年 11 月 25 日。

在 2018 年 12 月 23 日举行的十三届全国人大常委会第七次会议上，国务院提请审议《中华人民共和国疫苗管理法（草案）》。会后，全国人大常委会法制工作委员会将草案印发各省（自治区、直辖市）、立法联系点和中央有关单位等征求意见，在中国人大网公布草案全文，征求社会公众意见；到天津、重庆、河北等地调研，听取疫苗生产企业、配送企业、疾控机构、接种单位等的意见；全国人大宪法和法律委员会、全国人大教育科学文化卫生委员会和全国人大常委会法制工作委员会联合召开座谈会，听取部分全国人大代表和有关部门、专家、企业、机构、行业协会等的意见；并就草案中的主要问题与有关部门交换意见，共同研究。全国人大宪法和法律委员会于 2019 年 3 月 28 日召开会议，根据常委会组成人员的审议意见和各方面意见，对草案进行了逐条审议。全国人大教育科学文化卫生委员会、司法部、国家市场监督管理总局、国家卫生健康委员会、国家药品监督管理局的有关负责同志列席了会议。2019 年 4 月 12 日，全国人大宪法和法律委员会召开会议，再次进行审议。

2019 年 4 月 22 日，十三届全国人大常委会第十次会议对完善后的《中华人民共和国疫苗管理法（草案）》进行了第二次审议。草案二次审议稿充实了激励和支持疫苗研制和创新的条款，增加了急需疫苗免予批签发和进口疫苗的批签规定，进一步加强了预防接种管理和规范预防接种行为，完善了预防接种异常反应补偿制度以及法律责任条款。草案二次审议稿于 2019 年 4 月 26 日在中国人大网公布，公众可通过在线和邮寄的方式就草案二次审议稿提出意见。征求意见截止日期为 2019 年 5 月 25 日。2019 年 6 月 29 日，十三届全国人大常委会第十一次会议表决通过了《中华人民共和国疫苗管理法》，于 2019 年 12 月 1 日开始施行。

➤案例分析

1. 公共政策的含义与表现形式

学术界对公共政策含义的界定并未达成共识，但通常指具有一定权威性的公共组织为解决其职责权限范围内出现的各种社会问题而采取的手段或行动纲领。公共政策作为社会治理的手段或工具被广泛应用于社会各个领域，如经济、政治、社会等。一般而言，公共政策的形式有立法决策、行政决策、司法决策、执政党决策、国际公法条约，以及关键决策者的意图和宣示等。

案例材料涉及的公共政策形式有 2005 年 3 月 24 日公布的《疫苗流通和预防接种管理条例》、2016 年 4 月 23 日公布的经修订后的《疫苗流通和预防接种管理条例》。

2. 公共政策主体与客体

公共政策主体是政策系统中不可缺少的重要组成部分，是公共政策系统的基本组成元素之一。一般而言，公共政策主体是指那些在特定政策环境中直接或间接地参与政策过程的个人、团体或组织。根据不同的标准可以对政策主体进行不同类型的划分。

从公共政策流程角度划分，公共政策主体可划分为政策制定主体、政策执行主体、政策监控主体和政策评估主体等。

美国学者安德森将公共政策制定主体分为官方决策者和非官方参与者。官方决策者即狭义的政策制定主体，是指那些具有合法权威，对公共政策具有决定权的主体。除了官方决策者之外，还有许多主体参与了政策制定过程，之所以将他们称为非官方参与者，主要是因为不管他们在政策场合中有多么重要或处于何种主导地位，他们自身通常都不拥有合法的权力去做出具有强制力的政策决定。官方决策者的类别在不同国家或同一国家的不同时期可能存在一定差异，在两党制和多党制国家，官方决策者主要包括立法机关、行政机关和司法机关。而一党制国家中的官方决策者除前述主体之外，还包括执政党和党的领袖。非官方参与者包括政治党派、利益群体、智库、大众媒体和公民等。

从公共政策主体的角度来看，案例材料中政策制定主体有国务院和第十三届全国人民代表大会常务委员会。国务院作为政策制定主体在案例材料中曾以两种身份出现：一个是 2005 年 3 月 24 日以国务院第 434 号令发布了《疫苗流通和预防接种管理条例》；另一个是在 2016 年 4 月 13 日，国务院常务会议审议通过了《国务院关于修改<疫苗流通和预防接种管理条例>的决定（草案）》。第十三届全国人民代表大会常务委员会对《中华人民共和国疫苗管理法（草案）》所进行的两次审议和最后的表决通过的行为都属于法定的政策决定行为。

公共政策客体是相对于公共政策主体而言的，指的是公共政策所要处理的问题及其发生作用的对象。换言之，公共政策的客体分为两部分，即"人"和"事"。从"人"的角度来看，公共政策的客体指的是那些受到政策直接或间接影响的个人和组织，即所谓的"目标群体"；从"事"的角度来看，公共政策的客体指的是特定的公共政策所要解决的社会公共问题。

就国家疫苗政策而言，其客体是什么呢？下面仅以《中华人民共和国疫苗管理法》（以下简称《疫苗管理法》）的规定为例阐释。首先，从目标群体的角度来看，但凡在中华人民共和国境内从事疫苗研制、生产、流通和预防接种及其监督管理活动的个人和组织都是国家疫苗政策的客体；其次，从所要解决的问题或者实现的目的的角度来看，国家疫苗政策的客体指的是"加强疫苗管理，保证疫苗质量和供应，规范预防接种，促进疫苗行业发展，保障公众健康，维护公共卫生安全"。

3. 公共政策规划

公共政策规划指的是公共权力机关针对特定的社会公共问题依据一定程序和原则确定政策目标和设计政策方案的过程。政策问题的客观存在是政策规划的前提与基础，问题的性质、领域、程度和未来变化趋势决定了政策规划的内容与方向。虽然政策规划的参与者是多元的，但公共政策的权威性决定了公共权力机关在政策规划中的主导地位。

案例材料的事件背景部分，涉及的公共政策规划主体有国务院批准成立的案件联合调查组，提出完善疫苗监管工作意见是其重要职责之一。除此之外，国务院法制办公室、原国家食药监局、原国家卫生和计划生育委员会、国家发展和改革委员会、公安部、原监察部、财政部、人力资源和社会保障部、商务部等有关部门也因参与到《决定（草案）》的修改过程之中而成为政策方案的规划主体。

4. 公共政策调整

公共政策的持续稳定是公共政策能够有效调节社会行为的一个重要前提，但这并不意味着公共政策出台后就是一劳永逸、亘古不变的。公共政策进行调整的原因既有客观方面的，也有主观方面的。

客观方面的原因包括以下六个方面：一是公共政策问题的变化。任何公共政策都是以问题为导向，意在解决显性的或隐性的社会问题。现代社会公共问题涉及的范围越来越广泛，问题之间相互交叉，一个领域内出现的新问题或者发生的某个事件，会引起相关政策问题的变动。二是公共政策目标的变化。公共政策目标是公共政策的重要因素，政策内容的确定、政策方案的选择和评估、政策的执行等都需要以政策目标为导向。政策目标一旦发生变化，其余部分也需要作相应的调整。三是政策环境发生变化。作为整个社会大系统的一个子系统，公共政策必然要受到环境因素的影响，需要根据内外环境因素的变化而作出相应的调整。四是公共政策资源发生变化。公共政策过程的任何一个环节都需要以一定的资源作为支撑。而公共政策资源并非一成不变的，它与国家财政预算、国家经济状况、科技发展等密切相关。五是公共政策缺陷的暴露。任何一项公共政策，不论其实施前设计论证得多么充分，执行如何严格，都不可避免地会存在某些缺陷。有些政策在实施前或初期，缺陷不一定会立即暴露出来，但随着政策实施的深入，政策的不全面性就开始暴露出来。对公共政策进行调整可以弥补政策自身的缺点，从而更好地解决问题。六是政策负面作用的加大。公共政策所解决的问题通常都较为复杂，涉及面甚广。一项政策在发挥其积极作用的同时，有时也会不可避免地产生一些负面作用。一旦公共政策的负面效应达到一定的程度，对公共政策进行调整便势在必行。

公共政策调整的主观原因包括：一是受人的有限理性认识所限，规划者在设计政策方案时，对影响政策执行的因素及政策产生的可能结果等都不可能认识得很全面；二是自利动机会影响人的正确认识和判断。

根据案例材料提供的信息，疫苗政策经历了两次调整。第一次是2016年国务院对2005年公布的《疫苗流通和预防接种管理条例》进行了修订。修改后的条例即政策方案加强了对第二类疫苗销售渠道、冷链储存、运输等环节的管理，同时也加大了对违法行为的处罚和监管不力的问责力度。第二次调整是2019年4月《中华人民共和国疫苗管理法》的公布。第二次调整体现在形式和内容两个方面，在此之前的疫苗政策是以国务院行政法规的形式确定的，而《疫苗管理法》将政策由行政法规上升到了全国人大的立法层面。从内容上来看此次调整不仅表现为公共政策表现形式的变化，还体现在政策内容方面。《疫苗流通和预防接种管理条例》仅对预防和接种两方面做了规定，而调整后的《疫苗管理法》从疫苗的研发到接种，再到异常反应补偿都做了相应规定。《疫苗管理法》对疫苗生产企业的责任规定也更为严格，对于较严重违法行为还会没收疫苗企业关键人员违法期间本单位的收入。此外，调整后的《疫苗管理法》还增加了疫苗责任强制保险制度。

案例二　重庆医疗体制改革七天夭折事件

一、案例分析目的及要求

（一）案例分析目的

(1) 了解我国医疗体制改革（简称"医改"）历程和相关政策。

(2) 了解重庆医改事件发生始末、各政策相关者的态度。

(3) 能够运用公共政策过程视角分析案例事件。

(4) 学会界定公共政策问题，掌握政策议程的构建过程。

(5) 分析公共政策制定和执行中存在的问题，并进行评估。

（二）案例分析要求

(1) 要求了解和掌握的知识：我国的医疗体制和相关医改政策，公共政策过程的定义，公共政策问题的界定，政策议程的构建，公共政策方案的规划，公共政策合法性，公共政策执行、评估和终结。

(2) 仔细阅读和理解案例材料，完成案例中的题目。

二、案例分析内容

➤案例

重庆医改七天夭折事件

一、事件发生背景

医改永远在路上。我国医疗体制经历了较长的改革历程。2005 年 3 月温家宝总理在十届全国人大三次会议上作政府工作报告时，着眼于逐步切实解决群众看病难、看病贵的问题，对我国医疗卫生事业改革和发展进行了部署。2006 年 9 月，国务院成立了由国家发展和改革委员会与原卫生部任双组长单位、11 个部委参加组成的医疗卫生体制改革协调小组。2006 年 10 月，《中共中央关于构建社会主义和谐社会若干重大问题的决定》指出，"建设覆盖城乡居民的基本卫生保健制度，为群众提供安全、有效、方便、价廉的公共卫生和基本医疗服务"。2009 年 3 月 17 日《中共中央 国务院关于深化医药卫生体制改革的意见》（以下简称《意见》）向社会公布。

《意见》的内容主要包括：充分认识深化医药卫生体制改革的重要性、紧迫性和艰巨性；深化医药卫生体制改革的指导思想、基本原则和总体目标；完善医药卫生四大体系，建立覆盖城乡居民的基本医疗卫生制度；完善体制机制，保障医药卫生体系有效规范运转；着力抓好五项重点改革，力争近期取得明显成效；积极稳妥推进医药卫生体制改革。

重庆医改七天夭折事件发生的背景就是 2012 年 9 月国家发展和改革委员会同原卫

生部、人力资源和社会保障部发出《关于推进县级公立医院医药价格改革工作的通知》，要求加快医疗服务价格改革步伐。在这之前，重庆市执行的医疗服务价格是2004年推出的。其间，物价不断上涨。无论是医疗技术还是医疗服务成本发生了很大变化，但是医疗收费一直没有调整，部分大型医用设备如计算机断层扫描（CT）、发射计算机断层扫描（ECT）、正电子发射计算机断层显像（PET-CT）、磁共振等检查和检验类项目价格偏高，给患者带来严重的医疗费用负担，而如诊查、治疗、手术、护理、中医特色服务等医疗服务项目价格偏低，难以体现医务人员所提供的医疗服务的真实价值。

在此背景下，重庆市物价局从2012年开始就着手启动了新版医疗服务价格的制定工作。2015年3月25日到3月31日，重庆市启动了以医疗服务项目价格调整为内容的医改，目的是破除"以药补医"、充分调动医务人员的积极性。但是，此次医改仅持续了七天便宣告结束。

二、事件发生过程

2015年3月13日，重庆市政府网发布消息，出台实施《重庆市医疗服务项目价格（2014年版）》。3月15日，重庆市物价局、重庆市卫生和计划生育委员会下发通知，要求重庆市相关医疗单位从3月25日起执行新的价格标准。3月25日，新的价格标准正式执行，降价类项目涉及1 309项，提价类项目涉及6 577项。此次医改的主要内容是按照"总量控制、结构调整、有升有降、增减平衡"的基本原则，对全市9 128个医疗服务项目中的7 886项价格进行结构调整，其中大型设备检查、检验类项目价格降低25%，诊查、护理类项目价格提高30%，治疗、手术类项目价格提高13%，调增总额7.07亿元，调减总额7.09亿元，增减额相抵-200万元，总量基本平衡。由此，重庆医疗改革拉开序幕。

但令人意想不到的是，该改革一出，重庆市政府就面临了一场公共危机。3月31日，在重庆市政府办公区附近，上百名尿毒症患者及其家属抗议肾脏透析费上涨。

4月1日下午3点，重庆市相关部门召开全市电视电话会，通知本次价格调整停止，恢复到3月25日前的标准，并要求各大医院对新标准执行以来多收取的费用在两周内及时退还给患者。

4月2日，重庆市物价局、卫生和计划生育委员会的主要负责人表示，这次医改是"我们调查研究不够深入，听取公众意见不够广泛，考虑不周"。

因为此次重庆医改不仅大幅增加了部分疾病治疗者的经济负担，并且引起了部分患者的强烈反对，所以仅运行7日就被叫停。

三、各方对医改的反应和态度

（一）患者的反应

对这次医疗改革体会最深刻的是病患家庭。2015年3月26日，某网络论坛发布了一篇题为《重庆医改，重症家庭无法承受之痛》的帖子，以一名尿毒症患者的身份诉说此次医改给其带来的影响："今天是重庆新版医疗服务项目价格执行的第二天，之前都说医改前后相差不大，会减轻病人经济负担。以这样的改革现状，不光是尿毒症患者，90%以上的重病患者都会因为支付不起巨额医疗费而成为家庭的无法承受之痛"。其点击量多达155 749次，评论回复信息有1 600多条。3月31日14时，数百名尿毒症患者及其家属自发聚集在重庆市政府办公区附近拉起横幅抗议，造成多处交通堵塞。

（二）网友的反应

网络平台不仅让民众对社会问题的关注度更高，而且使信息的发布更及时。在病患家庭借助网络发表帖子以表达不满之时，各路网友也纷纷以网络平台作为话语表达平台对此次医改进行讨论。此次医改实施后的第一天，就有不少网友指出，挂号的费用从几元涨到十几元、二十几元甚至更高，静脉穿刺从50元涨到了500元，普通B超从190元左右涨到330元，原本是一套的B超项目现在要拆分成很多项目来单独收费。

（三）医生的反应

重庆按照"总量控制、结构调整、有升有降、增减平衡"的原则发布了《重庆市医疗服务项目价格（2014年版）》，展开了以对接新版医疗服务价格项目、实施医疗服务价格结构调整、实行按医疗机构级别分级定价为主要内容的新一轮医疗改革。而此次医疗改革的目标之一便是提高医护人员的服务项目费用。这听上去对医护人员非常有利，但事实并非完全如此。

2015年3月29日，一名重庆本地医生在某论坛发帖，讲述了他对此次医改的看法，"我们医护人员对这次医疗费用大幅度上涨也是很矛盾的，虽然调整之后工资可能会有所提高，但老百姓的怒火会撒到我们这些工作在一线的医护人员身上"，医改的关键在于报销，"这次医改让老百姓最火大的就是医疗费用上涨，但报销没提高。真正的医改，应该是在提高医疗费用的同时，提高报销的比例，扩大医保项目的范围"。另外，虽然这次医改声称"有升有降、增减平衡"，但据多家医院医生反映，大型设备的检查和化验虽然降价了，但这些检查和化验只有大病才用得到。患一般性疾病的患者大多需要诊查、护理和治疗，而这部分都涨价了，所以对于大多数患者而言其影响显然是负面的。患者一进医院，直接接触的是这些工作在一线的医护人员，所以他们就成了公众，尤其是患者发泄不满的对象。

（四）相关部门的反应

新版医疗改革执行后，引起了社会各界特别是血液透析患者的广泛关切。为此，重庆市卫生和计划生育委员会（简称"卫计委"）、重庆市物价局就重庆医疗服务价格调整一事联合回答记者提问。在被问到为何暂缓执行《重庆市医疗服务项目价格（2014年版）》时，重庆市物价局负责人答："在方案制订过程中，由于我们调查研究不够深入，听取公众意见不够广泛，对需长期治疗、经济负担重的特殊患者考虑不周，加之医改是一项系统工程，人多、面广、难度大，具体情况千差万别，致使出现血液透析患者的集中反映和社会舆论的广泛关切。经市物价局、市卫计委认真研究，决定暂缓执行新版医疗服务项目价格。"

在暂缓执行《重庆市医疗服务项目价格（2014年版）》后，针对如何做好政策调整的落实工作，重庆市卫生和计划生育委员会负责人答："市卫计委作为医疗服务项目价格调整的执行部门，我们将重点做好以下工作：一是市卫计委将广泛听取社会各界意见，深入调查研究医疗服务价格执行过程中存在的问题，督促各级医疗机构落实相关政策措施。二是全市各级公立医疗机构暂缓执行《重庆市医疗服务项目价格（2014年版）》，于4月1日起调整信息系统，尽快恢复调整前医疗服务项目收费结算系统。4月2日至18日，各医疗机构退还新旧版本差价中患者多支付的费用；对调减项目少收的费用，由医院记账处理。三是我们和各区县卫计委立即将相关要求传达到全市公立医疗机构及相关科室，面对面、点对点地做好政策宣传、解读工作。四是严禁各级公立医疗机构分解项目、自立项目和擅自提高价格收费，完善医疗服务价格公示、每日住院费用清单制度，确保患者知情权。"①

（五）专家及咨询机构的观点

"尽管沿着医改新方向前行，重庆医改却没能走远。"重庆某区发展和改革委员会工作人员告诉新京报记者，"试点城市"加快了重庆医改步伐，但遗憾的是，此次医改没有体现《完善医疗服务体系改革实施方案》中提到的医疗、医保、医药"三医"联动，推出的新版价格也不合理。

2014 年 11 月，在重庆市完善医疗服务体系改革新闻发布会上，重庆市卫生和计划生育委员会负责人回答记者提问时曾提到，推进公立医院改革，必须加强医保的控费作用，完善基本医疗保险付费总额控制管理办法，但医保控费作用没能在此次医改中体现。"调价没有问题，10 年来重庆小面从 3 元涨到了 5 元，但调价的同时，医保等配套政策却没变动，调价变成从患者口袋里掏钱。这是此次医改失败的原因。"重庆大坪医院的一名医生分析。北大国家发展研究院医改专家李玲也认同这一观点，医改价格略涨没有错，但是作为系统工程的医改需要医保等相关政策综合调整，让老百姓感到压力减轻，"重庆的失误在于只改了价格，医保等系统性工作没跟上"。

这次重庆医疗改革政策主要是想通过调整医疗服务的价格，破除"重检查轻治疗"的困局，减轻群众负担，提高诊断治疗服务费用以体现医护人员的专业价值。但是为什么不仅没有得到公众的认可，反而引发了广泛争议、遭到各方质疑，招致公众和舆论如此强烈的抗议？

➤ 案例分析

1. 公共政策问题的界定

公共政策问题的界定主要包括思考问题、勾勒问题边界、寻求事实依据、列举目的和目标、明确政策范围、显示潜在损益、重新审视问题表述等方面。多数政策的夭折，深究其原因可能就是在第一个环节，即问题界定上出现了问题。在公共问题复杂多变、对问题的认识不清晰的情况下制定出的公共政策存在很大缺陷，也会给公共政策的后续环节带来一系列的问题。总之，如果不能很好地界定问题，就不可能很好地解决问题。

结合重庆医改案例，此次以医疗服务价格调整为主要内容的重庆医改主要涉及的利益群体有两个：一是医疗服务价格的买单方——广大患者，二是医疗服务价格的收单方——医院。回顾重庆医改的过程，在此次医疗服务价格的调整中，政策制定的部门是重庆市物价局与重庆市卫生和计划生育委员会。哪些服务项目价格上涨，哪些服务项目价格下降，主要由这两个部门研究决定。尽管重庆市物价局的预测是，医院大型设备检查、检验类项目都降价 25%，将使全市医院每年减少收入 7.09 亿元；诊查、护理、治疗、手术类项目分别涨价 30%、30%、13% 和 13%，将使全市医院每年增加收入 7.07 亿元，但广大患者的感受并非如此。矛盾由此而生，改革也由此终止。

重庆医改夭折的首要原因在于公共政策认定的目的缺乏"公众性"，忽视了公众的

---

① 许璐娜. 重庆回应患者关切暂缓调整医疗服务项目价格 [EB/OL]. (2015-04-02) [2024-04-10]. https://news.cnr.cn/native/city/20150402/t20150402_518206348.shtml.

利益。医疗服务价格的改革直接关系到广大患者和医院的经济利益，而重庆物价部门在此次改革中，只与主管医院的卫计部门研究商量，而没有考虑到广大患者的切实利益。这与"利益惠普原则"相悖，背离了为全体公民谋取利益的原则。公共政策的价值取向在于维护公共利益，忽视广大人民群众的利益是重庆医改七天之后走向终止的根本原因。

公共政策问题的界定须将协商民主放在重要位置，这是因为协商民主能提升集体决定的正当性，促成相互尊重的决策过程，矫正公民和政府工作人员在集体行动中的错误，有效打破私人观念的局限并提高公共决策的质量。重庆医改之所以失败，是因为其在政策问题的界定这个首要环节上就出现了忽视公众性的问题。

在正确界定问题的基础上，政策制定者需要考虑基本的政策制定原则。学者卡普兰提出，公正无偏原则、个人受益原则、劣势者利益最大化原则、分配普遍原则、连续性原则、人民自主原则、紧急处理原则是基本的政策制定原则。重庆医改中，有关单位如果能遵循公正无偏原则、个人受益原则、分配普遍原则、劣势者利益最大化原则、人民自主原则等，就不太可能出现本案例的结局。

2. 公共政策议程的构建

公共政策议程的构建是一个动态的过程，其包括公众议程和政府议程两个阶段。公众议程是指某一社会问题受到了各阶层社会公众、社会团体、媒体的普遍关注和热烈讨论，并且公众向政府部门提出政策诉求，要求政府部门采取具体措施予以解决的阶段。公众议程涉及公众的利益，是社会公众向政府部门表达利益的过程。表达方式既可以是个人表达，也可以是群体表达。政府议程是指政府部门结合公众需要、国家需要、政治运作需要，认为社会公众普遍讨论的社会问题必须解决，决定将这一社会问题纳入政府的日程，并准备研究和处理的阶段。政府议程需综合权衡各阶层社会公众、社会团体的利益以决定是否采取措施加以解决以及如何解决。

结合重庆医改案例可知，在政策正式出台之前公众没有参与公共政策议程。公共政策制定者没有周全考虑到利益相关者的利益，尤其是利益受损者的切实利益。公共政策方案公布后，本应该进入政策执行环节，但本案例中公众第一次了解这个政策，并通过抗议活动来倒逼公众议程的重新开启。

3. 公共政策方案的规划

公共政策方案的规划是指为解决某个政策问题而对政策方案进行设计、比较、选优并制定出政策的活动，具体涉及确定目标、拟订方案、预测方案实施效果、抉择方案。政府作为政策制定的主体，在公共政策规划的过程中，应当进行充分的调研和研究，搜集各方面的信息，客观分析各方利益诉求，科学研判实施条件等。政府制定公共政策就是要协调各方利益诉求，实现利益平衡：一方面综合考虑社会不同群众之间的利益要求，力图实现不同利益群体之间的妥协；另一方面兼顾一部分弱势群众的合法利益，实现社会公平正义。当前，一些地方政府在政策规划中存在未充分考虑各种内外部因素就决策的问题。例如，"广州公交地铁免费政策"因未充分考虑公交地铁实际承运能力等而在实施五天后即夭折，重庆医改也存在公共政策规划不足的问题，仅实施七天便夭折。

结合案例的具体内容，在医改政策正式出台前，政策制定单位未召开过听证会，多方面的"缺席"导致无法保证医改政策的民主性、科学性、公正性、合理性。如果继续执行，不仅会受到民众的抵制而且会造成更多不良后果。要明确一点，任何决策只要关系到广大人民群众的切身利益时，就需要倾听民声、了解民意，因为广泛征求民意是正确决策的基础，与民意相违背的政策是会走向终止的。由于重庆市对医疗服务价格进行调整时没有召开听证会，加之政策出台前也未做好宣传工作，因此重庆市民对即将实施的医改一无所知。

随着经济和政治体制改革的推进，社会发展的水平越来越高，公民参与公共政策制定的意识明显增强、参与范围扩大、参与方式向着多样化发展。但是，公民参与公共政策制定仍然存在一些问题：公民利益诉求表达不通畅，公民参与的非制度性和无序性特征明显，参与的有效程度低，等等。产生这些问题的原因在于政策制定者对公民参与的重视不足，参与主体的参与能力不同，以及传统参与模式本身存在缺陷。因此，解决这些问题首先需要政策制定者具备民主决策的意识、公民具备参与意识。在此基础上，政策制定者通过提高参与者的参与能力，拓宽参与渠道，规范参与程序，以及创新参与模式等来引导公民有序参与政策的制定。更重要的是，无论是政策制定者还是参与者都需要在制度的框架内来行使权利、承担责任、履行义务，通过规范化的程序来保证公民参与的可操作性、有效性，保证政府履职承诺以及政策过程的科学性、民主性、规范性。

4. 公共政策的合法性

公共政策的合法性是指政治系统及其权威者在法定范围内，通过一系列公共政策方案，在对社会利益进行选择、整合、分配、调节的基础上，解决政策问题，满足政策问题相关方需求，实现社会公共利益，并在此过程中使公共政策获得社会成员的认同和支持。经过评估优选的方案还不能立即执行，需按一定的程序审查取得合法地位后，才能在社会中具有约束力和权威，这一过程就是政策的合法化。

合法性一直以来都是公共政策领域的一个十分重要的命题。合法性包括合法律性、可接受性和技术性三种要素。其中，合法律性是公共政策合法性的前提、可接受性是公共政策合法性的核心、技术性是公共政策合法性的保障。公共政策只有具备合法性，才能获得持久的政策生命力。当今世界各国大都不同程度地面临公共政策合法性不足的危机。

当公共政策出现合法性危机的时候，社会公众会对公共政策产生怀疑。这在一定程度上会引发社会公众对本国政治制度合法性的质疑，触发政治系统的合法性危机。因此研究合法性问题是十分必要的，并要力图缓解甚至消除公共政策合法性危机。合法性危机在政策制定的各个阶段和环节具有不同的表现形式：构建政策问题时缺乏共识、确立议程次序时不当竞争、规划政策方案时发生错位、采纳政策方案时脱离法治。究其缘由，主要在于传统体制赋权较大、权力监督力量不足、法规内容细化不足导致的政府主导不当；参与渠道单一和不足、组织化程度较低、参与水平有限导致的公众参与不足；知识的有限性、组织构建不健全、"技治主义"的负效应导致的专家咨询失衡。公共政策的合法性需要规范政策过程，具体涉及以下几个方面：明确政策过程的正义性和健全政策过程法律法规；明确主体责任，以便发挥政府决策主导作用，彰显公众政策参与价值和明确专家咨询角色；丰富公众政策参与形式和完善专家政策咨询形式；提升公众政策参与和专家咨询组织化水平。此外，公共政策的合法性体现在三个方面：政策主体的合法性、政策程序的合法性、政策内容的合法性。

重庆医改没有举行听证会，忽视了公众的参与权。一旦公众感觉不到参与性，未及时表达呼声，分歧和偏见便会产生，这与政策程序的合法原则出现了偏差。政策程序的合法性要求公共政策行为必须按照法定的方式和步骤来进行，若没有程序的规范与制约，政策的制定就有可能成为少数决策主体的盲目行为，使他们的意志凌驾于公众的意志之上，进而影响政策内容的合法性。而与政策程序相关的法律制度，如审查制度、听证制度等也是政策程序合法性的重要保障。此外，此次重庆医改没有先试点、后推广，而是直接在全市范围内实行。这样不进行医院试点，而是快速直接地进行全面医疗价格改革，无疑是难以保障政策顺利实施的。

5. 公共政策执行

公共政策执行是指在政策制定完成之后，将政策由理论变为现实的过程。政策执行过程分为三个阶段：一是准备阶段，包括宣传政策、加强政策认知、制订执行计划、进行物质准备、做好组织准备；二是实施阶段，包括政策实验、全面推广、指挥协调、监督控制；三是总结阶段，包括效果评估、追踪决策。政策执行是使新政策由理论变成现实的关键。

由于执行主体的素质缺陷和利益倾向、政策本身的质量、公共政策执行机制不健全，以及责任与监督机制缺乏，因此现实中的政策执行往往会出现种种问题，如政策敷衍、政策附加、政策替换、政策缺损、政策照搬等。

结合重庆医改案例进行分析，此次医改之所以夭折并不是偶然。首先，此次改革极为仓促，在正式实施之前，宣传不到位，没有使各个部门、医生护士等重要执行群体充分了解该政策。《新京报》报道："医院各个科室中，压力最大的当属肾病科。重庆第三人民医院肾病科护士林小白（化名）说，新价格实施后，她的工作压力倍增，非常压抑。面对患者的咒骂，不敢多解释一句。"重庆市物价局针对各区县有关部门和负责人的培训会更仓促，直到新价格实施的前两天才召开。从这一执行过程来看，重庆此次医改政策执行是非常仓促的。执行主体的反感、政策本身的缺陷、执行准备环节的不到位、公众参与的不足、执行对象的不配合甚至抗议使重庆医改失败成为必然。

6. 公共政策评估

政策评估是评估主体依据一定的评价标准，运用社会研究方法考察公共政策过程的各个阶段、各个环节，对政策产出和政策影响进行检测和评价，以判断政策目标实现程度和政策冲击或影响的活动。政策评估具有发现政策制定过程偏差，为备选方案排列顺序提供依据等作用。政策制定者和实施者通过政策评估，可分清多项政策的轻重缓急，对政策资源进行重新配置；通过政策评估明确政策的可行性，以决定继续执行政策或停止执行；依据评估结果，改善政策执行程序和技术；等等。

重庆医改仅实施7天就引起部分患者及其亲属的不满，其政策效果偏离了预期。究其原因，首先就是政策事前评估出了问题。政策制定者在政策制定之后就应该做预测评估，尤其是重大决策，还需要做社会稳定风险评估。医改评估程序包括：确定评估事项，制订评估方案；广泛研究论证，准确识别风险；形成评估报告，制订维稳预案；确定风险等级，实行分级管理；及时跟踪反馈，加强风险调控五个基本程序。概括来说，就是风险识别、风险分析、风险评价三个阶段，然而此次重庆医改在这三个阶段都面临一定困境。第一，此次重庆医改调整项目涉及7 886项，将其分为大型医疗设备检查、检验、诊查等六个大类进行价格增加分析，但无法识别其对不同类型患者的风险分担。第二，此次医疗服务项目价格改革的风险分析，仅考虑了整体医疗服务价格变动带来的整体风险，并没有分析这种风险在不同群体和患者类型中的风险分担。第三，此次风险评价主体是重庆市物价局、卫计委有关人员和各大医院代表，他们对风险等级的判定会因个人偏好和价格考量不同而存在偏差。对此次医改，他们持乐观态度，认为是"低"风险等级导致了仓促行事，而不是广泛征求民意。当然，出现这些问题还有深层次的原因，如决策与评估职能分离、多元风险承担主体参与机制不健全等。

在事件发生后，基于多方面因素，政策制定者及时叫停，阻止了错误政策的不良后果影响扩大化。

7. 公共政策终止

公共政策终止是指公共政策的决策者通过对政策进行审慎评估，采取必要的措施，以终止那些错误的、过时的、多余的、无效的或造成重大不良后果的政策。有效的政策终止可以节省政策资源、提高政策效率，达到优化政策系统的目的。及时清理不合理、无效或低效的政策，对于优化整个政策系统具有重要的作用。简单来说，公共政策终止有利于节约政策资源，提升政策效能，避免政策僵化，促进政策优化。

此次重庆医改政策的终止采用的是"政策废止"的方式，即重庆市物价局、卫计委于2015年4月1日下午3点叫停执行新版价格标准，恢复成以前的价格标准。究其走向终止的直接原因，包括政策仓促实施，缺乏相关配套设施，政策宣传不到位，等等；而其失败的根本原因是忽视利益相关者的利益，尤其是广大人民群众的切身利益。

此次重庆医改政策被废止很显然不是一种主动的行为，被称为"政策夭折"更为合适。什么样的政策在颁布后未经充分执行就即告夭折呢？有的学者认为，政策触发的议题的突显性及相比政策制定系统处于更高层的权力的干预，是影响政策走向的两个重要因素。公共政策议题的突显性与类型决定了该政策进入本质上是系统（公众）议程的二次议程的可能性及二次议程中争论的主要内容，而更高层级权力干预的方向则决定了围绕政策议题可能形成的争论能否进入特定政策制定系统的内部议程并促成其调整或放弃既定政策。在本案例中，民众高度关注，议题凸显性极强。《新京报》等多家媒体对事件发生的缘由进行了详细报道，对政策持比较负面的评价，直接导致了该政策夭折。

8. 小结与思考

本案例是一个非常典型的政策制定失败案例。对政策过程进行分析可以很好地还原其中发生的政策缺失行为。我们从公共政策问题的界定、公共政策议程的构建、公共政策方案的规划、公共政策合法性、公共政策执行、公共政策评估等环节都可以发现其中存在的问题，对其失败进行了全面的原因追踪。归结起来，可以总结教训如下：

第一，医疗价格改革必须注重惠及民生。重庆医改告诉我们，实施价格改革，应该以民为本，在出台价费政策前，要听取百姓的呼声，最大限度地考虑弱势群体的承受能力，力求使制定的价费政策顺民心、合民意。

第二，医改政策过程必须注重制定基本原则。重庆医改夭折的一个重要原因，就是公众参与不足，实地调研缺失，没有举行听证会等。这在公众参与意识增强，而政策又事关公众切身利益的情境下，无疑会招致公众的反对。重庆医改失败的教训提醒我们，政策制定必须注重公开性、民主性和科学性，遵循政策制定的基本原则。

第三，医改必须有完善的配套措施。政策制定者应力求与价格改革方案相关的配套措施更完善，并制定切实可行的应急预案，充分发挥价格杠杆作用。

案例三　新型农村合作医疗政策

一、案例分析目的及要求

（一）案例分析目的

（1）了解我国的新型农村合作医疗政策，以及该政策的发展和变迁。

（2）掌握公共政策问题界定方法（类别分析法），掌握公共政策规划、公共政策抉择等知识点。

（3）掌握公共政策执行、试点选择，公共政策执行偏差的表现和矫正。

（4）体验公共政策评估、思考政策终止策略。

（二）案例分析要求

（1）要求了解和掌握的知识：公共政策问题界定方法、政策规划和政策抉择的要点、政策执行计划的制订、试点选择依据、政策执行偏差的矫正、政策评估方法、政策终止策略。

（2）仔细阅读和理解案例材料，完成案例中的题目。

二、案例分析内容

> 案例

新型农村合作医疗政策

一、公共政策制定

（一）新型农村合作医疗政策简介

20世纪80年代，随着家庭联产承包大范围执行以及农村经济体制改革的深入，农村合作医疗迅速瓦解。与此同时，我国医疗卫生领域启动了市场化改革，国家财政对农村医疗卫生机构的补助减少；大多数药品的价格也被放开，药品价格上涨。2002年10月19日，《中共中央 国务院关于进一步加强农村卫生工作的决定》发布，其中提到，"到2010年，新型农村医疗制度要基本覆盖农村居民"并承诺中央和地方财政对参合农民进行资助。为落实该决定，2003年1月16日，国务院办公厅转发原卫生部等部门《关于建立新型农村合作医疗制度的意见》，要求从2003年起开始试点推行。

（二）问题察觉

以新型农村合作医疗政策为例，相关焦点事件有：2003年重症急性呼吸综合征，又称传染性非典型肺炎（简称"非典"）（SARS）拷问农村医疗保障能力；2003年12月2日原卫生部公布了《第三次国家卫生服务调查主要结果》；2005年5月24日原卫生部下属的《医院报》头版头条刊出了原卫生部政策法规司司长题为《市场化非医改方向》的文章；2005年7月28日，国务院发展研究中心社会发展研究部副部长接受《中国青年报》记者独家专访时说"目前中国的医疗卫生体制改革基本上是不成功的"，这些事件使得社会各界广泛关注中国医疗体制改革问题，包括从2003年开始试点推行的新型农村合作医疗制度。

2003 年突发的非典（SARS）疫情，使我们意识到，卫生服务体系缺失将会产生严重的后果。2003 年 1 月，国务院办公厅转发原卫生部等部门《关于建立新型农村合作医疗制度的意见》；2003 年 3 月，原卫生部下发《关于做好新型农村合作医疗试点工作的通知》，要求各地在当年上半年完成试点县（市）确定和方案制定工作。新型农村合作医疗的试点工作就这样在抗击"非典"的背景下逐渐拉开帷幕。

（三）问题调研

1. 农村合作医疗制度发展历史

1952 年中国农村总人口占全国总人口的比重为 87.56[①]。当时，农村地区的居民面对疾病，不仅"无药无医"，而且医疗费用几乎完全自付。为使广大农村居民享有最基本的医疗卫生条件，中共中央于 1960 年批准印发了原卫生部党组《关于全国农村卫生工作山西稷山现场会议情况的报告》，以及附件《关于人民公社卫生工作几个问题的意见》，促使农村合作医疗制度在全国农村地区得到广泛推广。1958 年，实行合作医疗制度的行政村覆盖率为 10%，1962 年迅速上升至 46%，1969 年之后，合作医疗制度迅速发展并普及，而在 20 世纪 70 年代中期，实行合作医疗制度的村庄比例达到 90%[②]，这为广大农村居民提供了初级医疗卫生保障。农村合作医疗基金由集体（生产大队）和个人共同筹集，其中集体筹集的部分称作"公益金"，直接从生产大队中提留，从而保证医疗基金的畅通。因此，集体经济制度是合作医疗制度赖以生存的经济基础。

改革开放后，随着家庭联产承包责任制的实行，家庭取代了生产大队成为农村基本的生产单位，这使农村合作医疗制度失去了政策的支持。1982 年，村庄合作医疗覆盖率迅速下降至 53%；1983 年，人民公社制正式取消，农村合作医疗制度的经济基础进一步削弱，当年年底其覆盖率就跌至 11%，1989 年降至 4.8% 的历史最低水平，仅剩上海郊区和集体经济较发达的苏南地区仍然实行合作医疗制度。农村合作医疗制度基本崩溃，农村居民再次陷入没有医疗保障的境地。

20 世纪 80 年代末至 90 年代初，政府试图重振农村合作医疗制度。1986 年，中国政府在世界卫生大会上承诺"2000 年人人享有卫生保健"。然而，失去集体经济支撑的合作医疗制度，如果没有政府财政的大力支持，难以继续发展。

2. 公共卫生专家视角

新型农村合作医疗制度实施之前，农村医疗卫生仍面临五个主要问题：投入不足、效率低、保障欠缺、公共卫生薄弱，以及人口流动性强[③]。

（1）农村医疗卫生总费用中，政府、社会和个人投入的比重在 1991—2000 年发生了显著变化：政府农村医疗卫生投入比重由 12.54% 下降至 6.59%，社会卫生投入由 6.73% 降至 3.26%，而农民个人直接支付费用从 80.73% 上升到 90.15%。

（2）资源闲置与效率低下。相关研究显示，乡镇医院的业务量不大，服务的利用率较低，接近 70% 的乡镇医院出现亏损或接近亏损的边缘。乡镇医院的业务收入以卖药为主。药品收入占收入的比重平均为 65.7%，其中村级高达 89.1%，这种补偿极大

① 胡鞍钢. 走中国特色农业现代化道路（1949—2012）[J]. 当代中国史研究，2014（3）：24-37.

② 付丽英. 我国新型农村合作医疗制度可持续发展研究 [D]. 济南：山东大学，2010.

③ 海闻，王科，赵忠，等. 农村卫生服务体系探讨 [J]. 农村卫生，2005（11）：11-15.

地加重了农民的负担。

（3）在农村原有合作医疗体系解体后，绝大多数地区没有其他保障方式。1994年开始的新型合作体系的推行遇到很多困难，没能解决农民基本医疗保健问题。

（4）公共卫生的削弱。公共卫生削弱的一个重要原因是公共财政政策的缺位，具有公共物品特征的预防保健的提供取决于公共政策。20世纪80年代中期财政分权以来，农村公共卫生费用减少。原卫生部课题调查组的研究表明，从全国的水平来看，2000年政府公共资金实际支出为40.48亿元（其中人员经费17.49亿元，实际业务公务费17.15亿元，项目补助实际支出5.84亿元），名义支出为19.66亿元，公共卫生机构"有偿服务创收"为20.82亿元。

（5）农村人口流动性加强，农村原有的公共卫生措施受到破坏，公共卫生问题更为严重；进城农民工生病一般只能回到农村医治，从非典疫情就可以看出这点。

（四）方案抉择

第一种方案"保小不保大"，指的是新型农村合作医疗应以解决农民基本医疗和初级预防保健为目标，立足于预防保健与常见病、多发病的治疗。这种观点认为，在农村很多大病都是由小病拖着不治发展而来的，因此从治疗与防贫效率来看，保小病、注重基本医疗应是首要任务。这种观点还认为，低水平大病统筹无法达到防贫目的，因为贫困农民仍然无法解决大病医疗补助之外的自费支出问题；而且大病统筹的受益面过小（因为只有住院治疗费用才能纳入补助范围），制度缺乏可持续性。建议对于大病风险的防范，可以随着农民收入的提高，逐步通过商业保险，并辅之以大病医疗救助制度来解决。

第二种方案"保大不保小"，指的是新型农村合作医疗应有效解决农民因患传染病、地方病等大病而出现的因病致贫、返贫问题，立足于提高农民共济抵御大病经济风险的能力。这种观点认为，农民因病致贫、因病返贫都是大病造成的，所以，医疗保障中保大病最重要。

第三种方案"以保大为主，兼顾保小"，指的是新型农村合作医疗应在对大病住院医疗费用给予补助的同时，兼顾小额门诊费用的补助问题，即以大病统筹为主，兼顾小额门诊。这种观点认为，农民患大病的比例相对较低，要调动广大农民参合的积极性，并使其从中受益，就必须在提高农民共济抵御大病经济风险的能力的同时，兼顾其基本医疗和初级预防保健的需要。

选择依据：

第一，自愿参加，多方筹资原则。农民以家庭为单位自愿参加新型农村合作医疗，遵守有关规章制度，按时足额缴纳合作医疗经费；乡（镇）、村集体要给予资金扶持；中央和地方各级财政每年要安排一定专项资金予以支持。

第二，因地制宜原则。各地区应因地制宜，采用适当的统筹模式，平衡好农民的基本医疗、初级预防保健的需要、共济抵御大病经济风险的需要三者之间的关系，即平衡好"保大"与"保小"的关系。

第三，以收定支，保障适度原则。科学制定起付线、封顶线和报销比例的具体标准，既要防止因为报销标准收得过紧造成资金沉淀，影响资金效益的发挥，妨碍农民受益；又要防止因为放得太松发生透支。

（五）公共政策合法化

新型农村合作医疗政策的推出至少有四个关键程序：

①中共中央、国务院的决定。2002 年 10 月 19 日，《中共中央 国务院关于进一步加强农村卫生工作的决定》发布，逐步建立新型农村合作医疗制度，"到 2010 年，新型农村合作医疗制度要基本覆盖农村居民"。

②原卫生部等部门的指导意见。2003 年 1 月 10 日，原卫生部、财政部、原农业部，制定了《关于建立新型农村合作医疗制度的意见》，从新型农村合作医疗制度的目标和原则、组织管理、筹资标准、资金管理、医疗服务管理、组织实施六个方面提出了指导意见。

③经国务院审核同意后，由国务院办公厅转发指导意见。国务院办公厅于 2003 年 1 月 16 日转发原卫生部等部门《关于建立新型农村合作医疗制度的意见》（以下简称《意见》）。《意见》明确提出"从 2003 年起，各省、自治区、直辖市至少要选择 2~3 个县（市）先行试点，取得经验后逐步推开。到 2010 年，实现在全国建立基本覆盖农村居民的新型农村合作医疗制度的目标，减轻农民因疾病带来的经济负担，提高农民健康水平"。

④各省（自治区、直辖市）、市、县（市）层层贯彻落实。此后，各省（自治区、直辖市）结合本省实际制定本省（自治区、直辖市）的管理办法，各市结合本市实际制定实施办法，各试点县（市）结合本县（市）实际制定实施方案。

二、公共政策执行

（一）公共政策宣传

县（市）和乡镇的新型农村合作医疗办、乡镇和村干部以及新型农村合作医疗定点医疗机构等应深入了解和分析农民对新型农村合作医疗的疑虑和意见，有针对性地通过典型事例开展具体、形象的宣传，把新型农村合作医疗的参加办法、参加人的权利与义务，以及报销和管理办法等宣传到千家万户，使广大农民真正认识到建立新型农村合作医疗制度的意义和好处，树立互助共济意识，自觉自愿地参加新型农村合作医疗。

有关单位应多措并举深入开展宣传。传统方式包括发放明白纸、将通俗易懂的宣传标语和口号刷在墙上、宣传车入村、专人入户宣传、电视台等新闻单位采访受益群众，以及在定点医疗机构门诊住院部、村卫生室醒目位置设立新型农村合作医疗宣传栏等；新兴方式是充分发挥网络新媒体作用，通过微信公众号、微信群、朋友圈、QQ 等各类网络渠道，开展富有趣味性的宣传。在网络宣传中，乡镇新型农村合作医疗专员以及乡镇和村干部都是宣传主体，通过朋友圈转发，可以迅速传递信息，极大地拓展宣传面，即使是在外务工多年的居民都能看到相关宣传。

（二）公共政策分解

1. 公共政策目标

新型农村合作医疗政策的总目标是，到 2010 年，在全国建立覆盖农村居民的新型合作医疗制度。子目标是，从 2003 年起，各省、自治区、直辖市至少选择 2~3 个县（市）先行试点；2004 年原则上不再扩大试点数量（因为各地区试点工作多是在 2003 年下半年开始启动的）；2005 年使全国试点县（市）数量达到全国县（市）总数的 20% 左右；2006 年扩大到 40% 左右；2007 年扩大到 60% 左右；2008 年在全国基本推行；2010 年实现新型农村合作医疗制度基本覆盖农村居民。

2. 组织机构及其职责

为贯彻落实新型农村合作医疗政策，建立新型农村合作医疗管理体制，每一层级都包括委员会组织及其常设机构。

委员会组织包括：

（1）国务院新型农村合作医疗部际联席会议：负责建立完善新型农村合作医疗制度工作的组织协调和宏观指导；研究制定相关政策；督促检查资金筹措等政策的落实。联席会议成员单位包括原卫生部、财政部、原农业部、民政部、国家发展和改革委员会、教育部、原人事部、原国家人口和计划生育委员会、原国家食品药品监督管理总局、原国家中医药管理局、原国务院扶贫开发领导小组办公室。国务院负责卫生方面工作的领导同志任联席会议组长。原卫生部为联席会议牵头单位，原卫生部有关负责同志任联席会议常务副组长。财政部、原农业部、民政部有关负责同志任联席会议副组长。其他部门有关负责同志任联席会议成员。

（2）省（自治区、直辖市）的新型农村合作医疗协调领导小组。负责根据中央的新型农村合作医疗政策，结合本省（自治区、直辖市）、市实际，制定适合本省（自治区、直辖市）、市的实施意见；负责新型农村合作医疗基金使用和管理的监督检查等。协调领导小组由卫生、财政、农业、民政、发展改革、审计、食品药品监管、中医药管理、扶贫等部门组成。省（自治区、直辖市）政府负责卫生方面工作的领导同志任协调领导小组组长。卫生部门为协调领导小组牵头单位，卫生部门有关负责同志任协调领导小组常务副组长。财政、农业、民政部门有关负责同志任协调领导小组副组长。其他部门有关负责同志任协调领导小组成员。

（3）县（市）的新型农村合作医疗管理委员会和监督委员会。

①成立由卫生、财政、农业、民政、审计等部门组成的新型农村合作医疗管理委员会，负责本县（市）范围内有关新型农村合作医疗的组织、协调、管理、指导、监督、考核和奖惩工作。具体包括：组织制定和修改新型农村合作医疗实施办法；协调有关职能部门履行各自的职责；指导监督新型农村合作医疗工作；负责落实配套资金；负责新型农村合作医疗资金的安全检查；落实新型农村合作医疗经办机构经费；审查新型农村合作医疗资金专款专用情况；监督新型农村合作医疗中不正之风和违规行为；组织考核奖惩等。

②成立由人大代表、政协委员、农民代表参加的监督委员会。监督委员会负责监督县（市）、乡合作医疗管理机构、县（市）卫生部门开展合作医疗工作的情况；监督检查合作医疗实施方案和工作计划落实情况；监督检查合作医疗基金收取、管理、使用等情况；定期组织对农村合作医疗基金进行审计监督；对合作医疗运行、管理情况进行分析评估，提出改进意见和建议；接受群众的举报和投诉等。

3. 进行财政资金准备

新型农村合作医疗管理/经办机构的人员和工作经费被列入同级年度财政预算。各级财政要为试点县（市）开展新型农村合作医疗工作适当提供启动经费。

4. 制订执行计划

推行新型农村合作医疗时，要制订执行计划。比如，山东省将建立新型农村合作医疗制度的工作分为三个阶段。

第一阶段（2003年3月至2003年12月）为试点阶段。各市根据当地实际情况，选择1至2个乡镇进行市级试点，有条件的市可选择县（市）进行试点，通过试点，探索新型农村合作医疗管理体制、筹资机制和运行机制。试点单位的条件是，当地领导重视，财政补助资金到位，管理机构健全，农民积极性高，工作基础较好。省级试点县（市）由申请试点的县级人民政府制订试点实施方案，经设区的市人民政府审查同意，报省原卫生厅会同财政厅、原农业厅审批实施。各市确定的市级试点的实施方案要报省原卫生厅、财政厅、原农业厅备案。试点结束后，省级试点县（市）要写出试点工作总结，由批准部门组织考核验收。

第二阶段（2004年1月至2005年12月）为扩大试点阶段。在巩固首批试点的基础上，每年再增加16个左右省级试点县（优先考虑将原市级试点县纳入省级试点县）。市级试点也要相应扩大。山东省通过扩大试点，进一步深入探索和总结经验，完善管理制度。省政府制定新型农村合作医疗管理办法，市、县（市）政府分别制定实施办法和实施方案，为全面推行奠定基础。

第三阶段（2006年1月至2010年）为全面推行阶段。有关单位在认真总结试点经验的基础上，逐步在全省范围内推广，至2010年，建立起基本覆盖全省农村居民的新型农村合作医疗制度，并不断提高社会化程度和抗风险能力。

（三）政策试点

新型农村合作医疗政策在2003年开始试点时以县（市）为统筹单位，现以山东省为例予以说明。山东省确定临邑、五莲、曲阜、青州、广饶、招远、崂山7个县（市）为首批省级试点县，主要根据以下四个方面综合考虑：一是县（市）人民政府特别是主要负责人高度重视，积极主动地提出申请；二是县（市）财政状况较好，农民有基本的支付能力；三是县（市）卫生行政部门管理能力和医疗卫生机构服务能力较强；四是农村基层组织比较健全，领导有力，农民参加新型农村合作医疗积极性较高。

具体情况如下：

首先，7县（市）党委、人民政府特别是主要负责人高度重视，积极主动地提出申请。在试点中，7县（市）党委、政府高度重视，把试点工作列为"一把手"工程和为农民办实事的重大措施，定期调研、部署、督办。尤其是临邑县，虽然地处经济欠发达地区，但是党委、政府高度重视，保障支持措施到位，管理有序，规范运行，试点取得了明显成效。

其次，7县（市）经济发展水平较高。7县（市）分布在山东省东、中、西三个经济发展水平不同的地区。2003年，试点县农民人均纯收入3 900元，高于全省农民人均纯收入3 150.5元，为农民个人缴费奠定了经济基础。

再次，7县（市）卫生部门管理能力和医疗卫生机构服务能力较强。在试点中，7县（市）均由编制部门批复设立了新型农村合作医疗管理办公室作为新型农村合作医疗经办机构，为全额事业单位，由原卫生局局长或分管副局长任办公室主任。乡镇经办机构一般设在乡镇卫生院，由乡镇卫生院内部调剂安排专兼职人员。除曲阜市外，其他6个县（市）财政都安排了启动经费。7县（市）2003年度共支出工作经费283.71万元，平均每县（市）40.53万元。

最后，7县（市）农村基层组织比较健全，领导有力，农民参加新型农村合作医疗积极性较高。在试点中，7县（市）对乡镇、村基层干部等人员进行培训，充分发挥他们的积极作用。他们派发致农民的信和明白纸，将通俗易懂的宣传标语和口号刷在墙上，为试点工作创造了有利的舆论氛围。试点期间，7县（市）平均参合率为82.07%；人均筹资标准2003年25.24元，2004年26.11元。

综上，四个方面综合考虑，7县（市）相比全省其他县（市）占据优势，而且它们分布在山东的东、中、西三个经济发展水平不同的地区，具有典型性和代表性，便于不同试点县（市）的分析比较，探索出具有山东特色、适合不同经济类型地区实际的新型农村合作医疗发展路子。

（四）公共政策执行偏差

2003年，国务院建立了新型农村合作医疗部际联席会议制度，2024年，国务院办公厅发布了《国务院办公厅转发卫生部等部门关于进一步做好新型农村合作医疗试点工作指导意见的通知》。新型农村合作医疗制就是由个人、集体、政府多方筹资，以大病统筹为主的农民医疗互助共济制度。具体办法是：中央财政为每个参合农民补助10元（前提是地方配套资金首先到位），省、市、县级地方财政再补助10元，引导农民个人自愿缴费10元，筹集新型合作医疗费年人均30元。新型农村合作医疗（简称"新农合"）政策由于自身存在的问题以及一些地方政府在实施中的"套资"冲动，使该政策执行出现了偏差。

2003年9月11日，H省G县委办、县政府办下发了《G县2003年新型农村合作医疗资金筹集责任奖惩办法》，要求各乡镇在9月20日前使参加合作医疗的人数达到农业人口的40%，同时制定了对县级领导、乡镇党委书记、乡镇长、乡镇分管领导的奖罚措施。为了完成县政府下达的指标，多数乡镇将任务指标分摊到了乡镇干部和卫生院。到9月20日，许多乡镇因不能完成县提出的40%的指标，采取了未完成指标部分由乡镇干部与卫生院先垫资上缴、再继续动员农民参加合作医疗的做法。据H省原卫生厅核实，截至9月20日，在G县各乡镇上缴县合作医疗基金账户的资金中，有29个乡镇共垫资262.993万元；截至10月22日，仍有28个乡镇垫资196.834万元，核减垫资后参加合作医疗的农民实际人数应为168 615人，比G县政府9月20日上报的人数少98 417人。

（五）政策全面实施

从2007年开始，全国新型农村合作医疗进入全面推行至全面覆盖阶段。2007年《卫生 财政部关于做好2007年新型农村合作医疗工作的通知》发布，提到"2007年，新型农村合作医疗覆盖全国80%以上的县（市、区）是针对全国提出的"。据统计，截至2007年年底，新型农村合作医疗覆盖了全国86%的县（市、区）。《卫生部 财政部关于做好2008年新型农村合作医疗工作的通知》，要求实现2008年新型农村合作医疗的全面覆盖。据统计，截至2008年年底，所有含农业人口的县（市、区）全部建立了新型农村合作医疗制度。

2009年，原卫生部等发布《关于巩固和发展新型农村合作医疗制度的意见》，提出下一步的任务目标是，"在已全面建立新农合制度的基础上，各地要以便民、利民、为民为出发点，大力加强制度建设，巩固和发展与农村经济社会发展水平和农民基本医疗需求相适应的、具有基本医疗保障性质的新农合制度，逐步缩小城乡居民之间的基本医疗保障差距。逐步提高筹资标准和待遇水平，进一步调整和完善统筹补偿方案，强化基金监督管理，让参合农民得到更多实惠，增强新农合的吸引力，继续保持高水平的参合率"。自此，新型农村合作医疗制度进入进一步巩固和发展的阶段。

三、公共政策评估

（一）制订评估计划

1. 评估对象

评估对象为试点阶段的新农合政策（2003—2006 年）、全面推进至全面覆盖阶段的新农合政策（2007—2008 年）。

2. 评估的目的和意义

评估的目的和意义为：更好地总结新农合试点工作的经验教训，推动新农合制度的健康发展；全面了解新农合制度全面推进后的运行状况，及时地总结经验和发现问题，以便进一步巩固和发展新农合制度。

3. 评估标准

评估可以从效益、效率、充分性、公平性、回应性、适当性、执行力和社会发展总指标等方面进行。

（二）评估资料

以新农合政策为例：根据官方公布的数据整理而成的有关政策实施（主要是2007—2008 年新农合全面推进至全面覆盖这一阶段）的信息。

1. 参合情况

（1）新农合制度已基本覆盖我国农村居民。我国从 2003 年开始试点推行新农合。新农合实施以来，得到了广大农民的积极响应，参合比例逐年提高，新农合覆盖面不断扩大。经过了试点和全面推进阶段，到 2008 年已经实现了我国农村地区的全面覆盖。截至 2008 年年底，全国 2 729 个应开展（含有农业人口）县（市、区）已全部建立新农合制度，占全国总县（市、区）数的 95.32%，参加新农合人口 8.15 亿，参合率为 91.54%。

（2）落后地区、部分县（市、区）贫困人口参合水平偏低。有关统计数据显示，2008 年，我国东部地区参合率高达 95.7%，而中西部地区参合率则为 89.9%，相比东部地区低 5.8 个百分点（如表 2-1 所示）。

表 2-1　2008 年我国各地区新农合开展情况

类别	参合县（市、区）/个	参合人口/亿人	参合率/%
全国	2 729	8.15	91.5
中西部地区	2 104	5.77	89.9
东部地区	625	2.38	95.7

2. 筹资情况

（1）新农合筹资机制多元化，筹资规模不断扩大。根据统计数据，我国新农合筹资情况良好，筹资规模不断扩大，筹资水平不断提高；2004 年，我国筹集新农合基金只有 37.24 亿元，人均筹资 46.55 元（参合人数 0.8 亿人）；到 2008 年，新农合筹资总额增至 784.58 亿元，人均筹资达到 96.27 元（参合人数 8.15 亿人）。东部一些省份，如广东省 2008 年人均筹资额达 113.77 元，远超全国平均水平。

（2）政府财政投入是合作医疗基金的主要来源。据统计，无论是在新农合试点初期（以 2004 年 10 月为例），还是在试点结束（以 2006 年为例）以及新农合全面推进阶段（以 2008 年为例），在新农合筹资机制中均体现了"政府主导"的特点。2004 年、2006 年和 2008 年，中央财政补助和地方财政补助之和在总筹资中的比重分别为 53.37%、70.45% 和 83.57%，而农民个人缴费在总筹资中的比例则由 2004 年的 41.33% 降至 2008 年的 15.38%。

（3）政府不断加大对新农合特别是中西部新农合的扶持力度。我国政府不断加大对新农合的扶持力度，同时中央财政转移向中西部重点倾斜。从 2006 年起，中央财政对中西部地区除市区以外的参加新农合的农民由每人每年补助 10 元提高到 20 元，地方财政也相应增加了 10 元，同时还将中西部地区中农业人口占总人口比例高于 70% 的市辖区纳入中央财政补助范围；从 2007 年开始，将农业人口占总人口比例高于 50% 的市辖区纳入中央财政补助范围；从 2008 年起，中央财政对中西部地区参合农民的补助增加到人均 40 元。

截至 2008 年 9 月 30 日，新农合人均筹资结构中，对于中西部地区，中央财政补助是最重要的资金来源，人均补助 38.67 元，其次为地方财政补助，人均补助 34.33 元，而农民个人缴费仅为 11.38 元；相比而言，东部地区中央财政人均补助仅 9.65 元，约为中西部地区的 1/4，其资金来源主要靠地方财政支持，而农民个人缴费也占较大比重，在绝对值上是中西部地区的 2 倍。

3. 资金使用情况

（1）新农合基金大部分用于医疗补偿，但结余率偏高。根据 2004—2008 年的统计数据，我国新农合基金大部分用于参合农民的医疗补偿支出。2008 年，新农合医疗基金用于各类医疗费用补偿的支出达 784.58 亿元，占当年筹资总额的 84.42%。但总体来看，基金结余率偏高。2004—2008 年，我国新农合基金连续五年结余，结余率分别为 70.82%、81.95%、72.95%、81.00% 和 84.42%，五年累计结余达 285.85 亿元，占 2008 年筹资总额的 36.43%。

根据《财政部 卫生部关于印发新型农村合作医疗基金财务制度的通知》的规定，统筹基金累计结余一般应不超过当年筹集的统筹基金总额的 25%，其中当年统筹基金结余一般应不超过当年筹集的统筹基金总额的 15%（含风险基金）。因此，一般而言，新农合基金每年的资金使用率以 85%~95% 为宜。

（2）在"补大病为主"的框架下兼顾"补小病"。从医疗基金的支出结构看，根据历年的统计数据，总体上我国新农合医疗补偿体现了"以大病统筹为主"的宗旨。2008 年，我国合作医疗基金支出总额 662.31 亿元，其中 82.28% 用于住院补偿，12.04% 用于门诊补偿，1.32% 用于住院正常分娩，1.16% 用于特种病大额门诊补偿，0.63% 用于体检，2.56% 用于二次补偿及其他补偿。

在"自愿"参合的情况下，为扩大参合农民的受益面，并提高他们的积极性，各地新农合亦在坚持以大病统筹为主的基础上，不断推行普通门诊、住院分娩、特殊病种大额门诊及体检等补偿。例如，甘肃省 2008 年新农合基金支出 147 804.94 万元，其中，住院补偿 126 653.05 万元，约占基金支出总额的 85.69%；门诊补偿 11 857.58 万元，约占 8.02%；住院正常分娩补偿 2 503.7 万元，约占 1.69%；特殊病种大额门诊补偿 1 275.02 万元，约占 0.86%；体检补偿 1 017.98 万元，约占 0.69%；住院二次补偿 4 497.61 万元，约占 3.04%。

4. 受益情况

（1）新农合补偿人次不断增加，保障程度不断提高。总体来看，我国参合农民获得补偿的人次不断增加，新农合使越来越多的农民受益。2003—2008 年，全国累计有15 亿人次享受到新农合补偿，共补偿资金 1 253 亿元，其中，住院补偿 1.1 亿人次，有11.9 亿人次享受到门诊医疗补偿，对 2 亿人进行了健康体检。2004—2008 年我国新农合住院和门诊补偿人次逐年增加，分别由 2004 年的 0.03 亿人次、0.65 亿人次大幅增加至 2008 年的 0.51 亿人次和 4.86 亿人次；人均住院补偿金额亦不断增长，人均住院补偿金额由 2004 年的 695.2 元增长至 2008 年 1 068.53 元。

另外一个反映保障水平的重要指标是住院补偿比，该指标的增长反映了住院补偿的增长超过住院医疗费用的增长幅度。图 2-1 专门列示了 2004—2007 年我国新农合在县、乡两级医疗机构的住院补偿比变化情况。从中可以看出，无论在县级还是在乡级医疗机构，住院补偿比均呈上升趋势。到 2007 年年末，乡级和县级医疗机构的住院补偿比分别达到 45.7% 和 33.2%，意味着参合农民在乡级医院约有一半、在县级医疗约有 1/3 的住院费用可以通过新农合制度获得补偿。

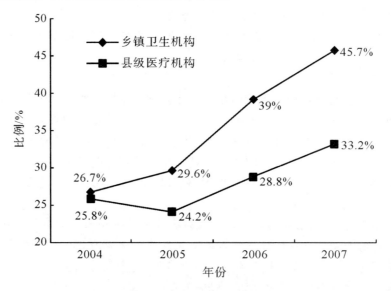

图 2-1　2004—2007 年我国新农合在县、乡两级医疗机构的住院补偿比变化情况

（2）新农合住院受益率偏低，仍属低水平补偿。2004—2008 年虽然我国新农合整体受益面比较宽，约 2/3 的参合农民可以从中获益，住院补偿的受益率亦在逐年提高，但反映解决大病问题的住院补偿受益率还不到 7%，这意味着只有不到 7% 的参合农民从新农合住院补偿中受益。

为扩大受益面，各地新农合亦不断推行普通门诊、住院分娩、特殊病种大额门诊及体检等补偿，以期让更多的参合农民享受到新农合医疗补偿带来的实惠。

（三）公共政策评估

我们运用对比分析法进行分析。

1. 20 世纪八九十年代农村的医疗保障状况

1982 年合作医疗全面瓦解以后，农民又回到了"谁看病，谁付钱"的自费医疗状态。从医疗保障的覆盖面来看，根据 1998 年国家卫生服务调查数据，农村享有医疗保障（包括公费医疗、劳保医疗、半劳保医疗、医疗保险、合作医疗及其他形式的保障）的人口比例总计为 12.68%，比 1993 年的 15.89% 下降了 3.21%（其中合作医疗的覆盖率从 1993 年的 9.81% 下降为 1998 年的 6.57%），也就是说有 87.32% 农村居民是自费医疗。

首先，20 世纪 90 年代，财政对于农村医疗卫生机构的补助减少，用于卫生机构开展业务和改善服务设施的资金减少，农村卫生机构的正常运行与发展几乎靠自身业务经费解决，也即转嫁到农民头上。

其次，20 世纪 90 年代，随着市场化进程的推进，国家放开了大多数药品的价格，药品价格上升；由于药品流通缺乏有效监控，药价虚高现象严重。

最后，由于农村基层卫生组织私有化，原来由国家、集体免费提供的免疫接种、地方病防治等公共服务开始收费；同时，医疗机构趋利取向越来越严重，进一步加大了农民的看病负担。改革以后，医疗卫生体系已经从原先低价格水平上的运行转变成高价格水平的运行。20 世纪 80 年代中期以来，农村居民人均医疗保健支出占人均生活消费支出和人均纯收入的比例，除 20 世纪 90 年代中期几年有小幅回落外，连年持续攀升，农民的实际医疗负担越来越重。

2. 建立新农合制度后，农村的医疗保障状况（以新农合制度建立 10 周年的情况为例）

新农合制度自 2003 年开始试点，到 2008 年实现了全面覆盖，参合人口数从试点初期的 0.8 亿逐年稳步增长，截至 2012 年 6 月底将 8.12 亿农村居民纳入保障范围，农村居民参合率在 95% 以上。新农合人均筹资水平由 2003 年的 30 元提高到 2012 年的 300 元左右。2011 年，有 13.15 亿人次从新农合受益，次均住院补偿额为 1 894 元。2012 年，新农合最高支付限额提高到全国农民人均纯收入的 8 倍以上，且不低于 6 万元。

我们将 20 世纪八九十年代绝大多数农民几乎没有任何医疗保障与 2003 年推行新农合后农民的医疗保障水平上升相比，可以比较直观地观察到新农合政策的效果。

四、公共政策终止

以新型农村合作医疗政策为例，未来需要和城镇居民医疗保险制度整合为统一的城乡居民医疗保险制度。这种整合遇到的障碍主要来自分割管理的体制。目前我国基本医疗保障制度主要有城镇职工基本医疗保险、城镇居民基本医疗保险和新型农村合作医疗保险三种制度，前两者由社会保障部门主管，后者由卫生部门主管，三者筹资渠道不同，报销比例不一，报销目录也不一样。其中，城镇职工筹资额度较大、保障能力较强；新农合覆盖人群最广，保障能力偏弱，是基本医疗保障体系中的薄弱环节。这种分割管理的体制造成政策衔接难、工作协调难、并网连接难，在很大程度上成为医疗保障体系建设发展的桎梏。

> **案例分析**

1. 公共政策规划

（1）公共政策总目标。

到 2010 年，在全国农村建立起以大病统筹为主的新型农村合作医疗制度，解决农民因患传染病、地方病等大病而出现的因病致贫、因病返贫问题。

（2）公共政策子目标。

从 2003 年起，各省、自治区、直辖市至少选择 2~3 个县（市）先行试点；2004 年原则上不再扩大试点数量（因为各地区试点工作多是在 2003 年下半年开始启动的）；2005 年使全国试点县（市）数量达到全国县（市）总数的 20% 左右；2006 年扩大到 40% 左右；2007 年扩大到 60% 左右；2008 年在全国基本推行；2010 年实现新型农村合作医疗制度基本覆盖农村居民的目标。

（3）公共政策方案。

新型农村合作医疗政策方案主要包括管理体制、筹资机制、运行机制、监管机制、农村卫生服务体系建设和药品购销管理体制改革等方面的内容。

①管理体制。

新型农村合作医疗以县（市）为单位进行统筹，要成立县级管理委员会，下设经办机构，负责业务管理；要根据需要在乡（镇）设立派出机构（人员）或委托有关机构管理。经办机构的人员和工作经费要列入同级财政预算，不从新型农村合作医疗基金中提取。

②筹资机制。

新型农村合作医疗实行个人缴费、集体扶持和政府资助相结合的筹资机制，并与扶贫和医疗救助制度衔接起来，使得贫困农民能够参加新型农村合作医疗。要合理确定筹资标准，一方面根据农民收入情况，合理确定个人缴费数额；另一方面根据国家财政和地方经济状况，适当调整财政补助数额。要不断完善资金收缴方式，努力降低收缴成本。

③运行机制。

要结合本地实际，制定适宜的统筹模式。要合理确定补助标准，在充分听取农民意见的基础上，根据基线调查、筹资总额和参合农民就医可能增加等情况，科学合理地确定大额或住院医药费用补助的起付线、封顶线和补助比例，并根据实际及时调整，一方面防止补助比例过高而透支，另一方面防止因支付比例太低使基金沉淀过多，影响农民受益。要不断简化报账方式，实现农民就诊即时结报。要加强信息化建设，逐步实现网上审核报销、监管和信息传输。

④监管机制。

监管机制包括对新型农村合作医疗基金的监管和对定点医疗机构的监管两个方面。在对新型农村合作医疗基金的监管上，要在代理银行设立专用账户，实现收支分离、管用分开、封闭运行，确保基金安全；要建立健全既方便农民又便于监管的合作医疗审核和报销办法，实行基金使用管理的县、乡、村公示制度，保证农民的知情权和监督权；要加强对合作医疗基金管理和使用的专项审计，以发现问题、及时纠正。在对定点医疗机构的监管上，要建立合作医疗定点医疗机构的准入和退出制度，引入竞争机制；要制定合作医疗基本药品和诊疗目录，严格规定目录外药品和诊疗费用占总医药费用的比例，并实行病人审核签字制；要严格控制定点医疗机构平均住院费用、平均门诊费用的上涨幅度，控制定点医疗机构收入中药品收入所占的比例。

⑤农村卫生服务体系建设和药品购销管理体制改革。

新型农村合作医疗的良好运行离不开农村卫生服务体系建设和药品购销管理体制改革等外部支持条件，所以，新型农村合作医疗政策执行方案还应包括健全农村卫生服务网络（县、乡、村三级农村卫生服务网）、加强农村医疗基础设施（如集中力量在每个乡镇办好一所公立卫生院）、壮大农村基层医疗卫生队伍（如加强面向农村需要的卫生专业人才培养）、加强农村药品质量和购销的监管等方面的内容。

（4）公共政策方案目标人群。

通过公共政策引导、改变和规范的目标人群是农村居民，引导农民不断增强自我保健和互助共济意识，以家庭为单位自愿参加新型农村合作医疗，遵守有关规章制度，按时足额缴纳合作医疗经费。目标人群的利益诉求是，门诊和住院的医疗费用能够得到一定额度的报销，减轻医疗费用负担，不至于让自己的家庭"因病致贫""因病返贫"。

2. 公共政策执行偏差与矫正

为了套取上级的财政补助资金，很多地方对新型农村合作医疗的申请都非常积极。G县政府曾于2003年7月30日将人额借贷资金转入该县合作医疗基金账户作为农民个人筹资上报。9月20日，G县政府把一份《关于拨付新型农村合作医疗中央、省级财政配套经费的请示》上报到H省财政厅、H省原卫生厅，要求上级财政进行补助。10月中旬，H省原卫生厅在对相关情况进行检查时发现，G县已参加合作医疗人数与农民个人缴纳的资金存在明显虚报。

上述问题属于残缺式政策执行。新型农村合作医疗政策执行偏差主要有两个方面的原因：一是地方套取上级财政补助资金的冲动，二是动员农民参合、收缴费用的压力。矫正方案如下：

（1）加大督查力度，打消地方的套资冲动。严禁硬性规定农民参加新型农村合作医疗的指标、向乡村干部搞硬性任务包干摊派、强迫乡（镇）卫生院和乡村医生代缴以及强迫农民贷款缴纳经费等简单粗暴、强迫命令的错误做法。一旦发现这些问题，及时严肃查处，坚决予以纠正。

（2）按照"以保大为主，兼顾保小"的思路设计补偿方案。采用"大病统筹+门诊家庭账户"的形式，一方面用家庭账户资金补助农民的门诊费用，另一方面将家庭账户中的剩余资金滚动到下一年度使用，以吸引更多的农民参合。

（3）将新型农村合作医疗制度与农村医疗补助制度相结合，消除贫困农民的参合顾虑，提高他们的参合率。

（4）多措并举，丰富宣传形式，强化宣传效果，引导和说服更多的农民参加新型农村合作医疗。

（5）采取多样化的缴费方式，如登门收取、指定地点缴费、代扣参合费等，提高农民的参合率。

3. 公共政策有效性评估

首先，需要确定新农合政策的目标。其次，分析新农合政策方案是否可以实现这一目标。各地实行的新农合，不管是"大病统筹"模式、"大病统筹+门诊家庭账户"模式还是"住院统筹+门诊统筹"模式，都把大病医疗费用补偿放在首位，所以，不管采用哪种统筹模式都是要确保提高农民抵御大病经济风险的能力的。

4. 公共政策终止策略

我国基本医疗保障制度主要有城镇职工基本医疗保险、城镇居民基本医疗保险和新型农村合作医疗保险三种制度。前两者由社会保障部门主管，后者由卫生部门主管，三者筹资渠道不同，报销比例不一，报销目录也不一样。这种分割管理的体制在很大程度上成为医疗保障体系建设发展的桎梏。

采用何种策略实现整合呢？

（1）针对城乡基本医疗保障制度"二元分割"的现实状况，国家可进行宏观决策，统筹安排，根据有利于促进基本医疗保障事业发展的思路，抓紧研究整合管理资源、理顺医疗保障管理体制等方面的措施，将分散于多个部门的城乡基本医疗保障工作，明确由一个部门统一管理。

（2）按照"先归口、后整合"的路径，理顺行政管理体制；按照"筹资就低不就高、待遇就高不就低、目录就宽不就窄"统一政策，采取"一制多档、筹资与待遇相衔接"的方式逐步过渡，建立起统一城乡的居民基本医疗保险制度；整合经办管理资源，实行一体化经办服务；通过完善医保信息管理系统，提升信息化管理水平；妥善处理特殊问题，做好制度衔接和实现平稳过渡。

案例四　"单独二孩"政策

一、案例分析目的及要求

（一）案例分析目的

（1）对人口政策有基本了解，理解"单独二孩"政策出台过程。

（2）了解公共政策调研相关知识，学习撰写调研报告。

（3）掌握公共政策规划和抉择的要点，并在案例中进行实践。

（4）了解公共政策执行偏差的表现，以及运用偏差矫正方法纠正执行中的问题。

（5）理解公共政策评估过程，掌握制订评估计划的要点。

（6）掌握公共政策终止相关知识和应用。

（二）案例分析要求

（1）要了解和掌握的知识：人口政策相关的基础知识；政策目标的确定；政策方案设计原则；政策执行偏差；政策合法化；政策执行过程；政策执行偏差及其矫正；政策评估过程、标准和方法；政策评估报告的撰写。

（2）仔细阅读和理解案例材料，完成案例中的题目。

二、案例分析内容

➤案例

"单独二孩"政策的制定、执行和评估

一、公共政策制定

（一）背景

1980年9月，中共中央发表《关于控制我国人口增长问题致全体共产党员、共青团团员的公开信》，成为我国人口和计划生育工作史上的一座里程碑。1984年我国开始

进行生育政策调整，对"一孩"政策逐步进行调整，形成多样化的生育政策格局。这一政策格局的主要特点是城乡二元性，即形成了占全国人口35.4%的城镇地区和部分农村实施的"一孩"政策，占全国人口53.6%的大部分农村地区实施以"一孩半"政策（第一胎为女孩，可以生育第二个孩子）为主体的政策格局①。

计划生育政策的严格执行，实现了中国人口增长模式的转变。但随着社会的发展，近年来出现了生育水平下降的情况，我们可以看到人口政策对社会传统生育文化、经济收入、家庭结构等产生了多重影响。

（二）焦点事件

2010年《南方周末》刊登了一篇《大学教授超生记》的报道，引发了全社会的热议。腾讯新闻、新浪新闻等纷纷转发报道。微博"大V"们也纷纷转发报道并发表评论。其中时评家洪某某先生《法学教授杨某某该不该生第二胎》《20年后国家将花大钱鼓励生育》的文章谈及我国现在人口结构的失衡等问题，再次引发网络媒体热议。

当时，网民们对该事件的看法也各有不同。支持杨教授的网友认为现行的计划生育政策造成生育权利的不平等，而且不利于我国的长期发展。但也有网友认为不认同不遵守计划生育政策没关系，但既然生下来了就要承担相应的后果和责任。

（三）调研过程

1. 统计局数据

从人口自然增长率来看，20世纪70年代中国实行计划生育政策以来，中国人口生育率和死亡率水平同时下降，人口年龄结构由年轻型向成年型转变。

从生育率总和来看，2007年出版的《国家人口发展战略研究报告》提出："全国总和生育率在未来30年应保持在1.8%左右，过高或过低都不利于人口与经济社会的协调发展。"

人口结构亦称"人口构成"。全国或某一地区一定时期内人口构成状况应具有相对的稳定性，在一般情况下，人口构成情况会随着时间的推移及经济发展而有所变化。人口结构的各因素中，年龄和性别是最基本、最核心、最重要的因素，人口结构中影响力最大的就是年龄结构和性别结构。理想的年龄结构应符合"人口低增长和长寿命"两大特征。其中，人口低增长是指年出生人口的低增长（人口出生率在14.0‰~16.0‰），年出生人口急速增长（人口出生率高于16.0‰）和负增长（人口出生率低于14.0‰）均会使人口结构恶化。理想的性别结构应符合"同年龄的男女性别人数相等或相近"。

人口老龄化程度一般是以一国或地区人口中的60岁或65岁及以上老年人口比例来表示。一般情况下，各国或地区统计局人口年龄结构相关数据多以60岁为标准。根据历次的人口普查资料，可以发现，中国的人口老龄化程度从1964年第二次人口普查之后逐渐提升，2000年之后人口老龄化程度加深、速度加快（见表2-2）。

---

① 成小乔，童莉娇."单独二孩"政策实施背景与完善措施初探［J］.企业导报，2015（22）：77-78.

表 2-2　历次普查人口年龄构成　　　　　　　单位:%

普查年份	各年龄段人口比重		
	0~14 岁	15~59 岁	60 岁及以上
1953 年	36.28	56.40	7.32
1964 年	40.69	53.18	6.13
1982 年	33.59	58.79	7.62
1990 年	27.69	63.74	8.57
2000 年	22.89	66.78	10.33
2010 年	16.60	70.14	13.26
2020 年	17.95	63.35	18.70

数据来源: 国务院第七次全国人口普查领导小组办公室. 2020 年第七次全国人口普查主要数据〔M〕. 北京: 中国统计出版社, 2021.

人口结构矛盾的一个重要表现是出生人口性别比失调。出生性别比,是指每百名出生女婴对应的出生男婴数。从生物学上讲,这个比率在 103%~107% 比较正常。我们分析我国 0~4 岁人口组的性别比可知,1990 年为 110%,2000 年为 120%,2004 年进一步提高至 123%。关于这种不平衡的性别比有两个争论焦点:一是这个现象是不是计划生育政策造成的,二是这种失调的婴儿性别比会不会造成未来婚姻市场的挤压。

2. 人社局数据

根据相关预测,21 世纪中叶之前的人口动态有三个转折点:第一,劳动年龄人口占总人口的比率从 2006 年开始进入稳定期,而从 2010 年起趋于下降;第二,劳动年龄人口的绝对数量从 2011 年即趋于稳定,2022 年以后则大幅度减少;第三,总人口在 2030 年前后达到峰值,为 14.39 亿,随后会绝对减少。这个预测表明,中国人口总量增长和结构的转折点,比大多数人所预期的要来得更早。相应地,人口转变形成人口年龄结构三个阶段的交替也会较早来临,有利的人口结构将会提前发生变化。从人口结构变化趋势看,劳动力供给高峰即将结束。

"刘易斯拐点"即从劳动力过剩到劳动力短缺的转折点,由诺贝尔经济学奖获得者威廉·阿瑟·刘易斯在 1968 年提出。它指的是在工业化进程中,随着农村富余劳动力向非农产业的逐步转移,农村富余劳动力逐渐减少,人口红利慢慢消失,最终枯竭。

人口转变发生在很短的时间内这一事实,固然提前为中国提供了利用人口红利加速经济增长的机会,但同时少儿抚养比下降与老年抚养比上升之间的间隔也很短,使得总体抚养比,即少儿人口和老年人口占劳动年龄人口的比例,只在相对短暂的时期内处于较低的水平。虽然老龄化的人口结构并不必然阻碍经济增长,但这种变化毕竟意味着经济增长可资利用的人口红利,即经济增长的一个额外优势将逐渐弱化乃至最终消失。

3. 民政部数据

随着第一代独生子女大多数进入婚育年龄,"四个老人,一对夫妻,一个孩子"的"421"家庭结构逐渐成为我国社会的主流家庭模式。在可以预见的将来,中国四世同堂式的家庭"金字塔"迅速演变成"倒金字塔"的家庭结构,这样的结构其实是存在一定风险的。

独生子女家庭结构存在潜在风险。根据中国的生命表和生育年龄分布，母亲在40~65岁孩子夭亡的概率是1/100，这样二孩家庭孩子都夭亡的概率只有万分之一。根据调研报告，我国15岁至30岁的独生子女总人数约1.9亿，这一年龄段的年死亡率为万分之四，我国每年新增"失独家庭"7.6万个。至少有200万老年人因无子女而面临巨大的养老、医疗、心理等方面的压力。失独是中国计划生育实施以来的新情况、新问题。按照现有的政策法律，如果这个家庭只有一个孩子，失去孩子的父母老了之后，就应该比照现有的"三无"老人（在我国，"三无"老人是指那些没有劳动能力、没有生活来源，特别是没有法定义务赡养人的老人）。由"失独"群体引发的"养老风险"也越来越引起社会各界的普遍关注。

（四）调研结果

调研的数据显示，当时人口政策需要进行调整。但是也有一些专家认为"统计局的数据是未经调整的数据"。比如一些因为户口登记等原因，很多不到1岁的孩子没报上来。

还有学者认为，当时全国5个省的4个地区执行"二孩政策"，而只有山西翼城和甘肃酒泉两地是低生育水平，其他地区的生育水平在全国均属于不低或较高水平。经济发展、教育水平、计生政策、计生工作等因素，都会导致生育水平下降，因此，仅翼城、酒泉两地的低生育水平状况，不能代表人口发展普遍规律，更不能证明仅是计生政策导致的。

（五）方案抉择

方案一"单独二孩"：应实行"单独二孩"政策，即在全国已普遍实行"双独二孩"的基础上，根据第六次全国人口普查数据的情况，在部分城市先试点"夫妻一方为独生子女的家庭可以生育第二个孩子"的政策。

方案二"全面二孩"：在适当晚育间隔前提下，不分地域、城乡或是否独生子女，均可再生育一个孩子。

方案三维持现状：不进行政策调整。

制定政策的原则是切忌人口大起大落。积累的生育数量越多，一旦释放，其风险也越大。人口是经济社会资源环境最基础的要素，中国三次出生高峰，给国家发展带来了深刻的影响。方案三与群众期待相悖，将导致人口结构性问题；方案二则可能导致人口大幅波动，给基本公共服务带来压力。方案一符合调整生育政策，但要整体稳定、适度调整、因地制宜。

（六）公共政策搁置与再入议程

当时，出现了反对放宽人口政策的声音，如中国社科院马克思主义研究院院长程某某等人认为，中国应该推行更为严厉的"独生子女政策"；政府机构中的反对者则担心生育政策放宽会导致人口突然增加，造成较为严重的社会问题。

《南方周末》网络版的那篇《中国"失独"老人》，在向公众提醒了还有这么一群特殊人群存在的同时，也将计划生育政策拉回人们的视野。以新浪微博为例，在2012年7月，搜索相关微博可以发现，微博用户不仅将关注点落在计划生育政策上，同时关于"单独二孩"政策的猜想也越来越多，几乎每周都会出现有关"单独二孩"政策的微博内容。同年10月和12月，《南方周末》网络版分别对失独人群和国内超生罚款案例进行了报道。2013 年 1 月 15 日，国家人口和计划生育委员会主任在工作会议上的"必须长期坚持计划生育基本国策不动摇的言论"引发公众的关注度较高。

（七）公共政策合法化

2013 年 11 月，党的十八届三中全会决定启动实施"单独二孩"政策。2013 年 12 月，国务院向全国人大常委会提交了"调整完善生育政策的议案"，12 月末中共中央、国务院就印发了《关于调整完善生育政策的意见》（以下简称《意见》）。该《意见》明确了各地落实"单独二孩"的实施方案。

二、公共政策执行（以浙江省为例）

（一）政策宣传

街道计生服务中心积极组织计生专干、小组长进行学习和培训，认真开展"单独二孩"政策宣传工作，让广大群众尽快了解新的生育政策，保证群众的合法权益。

街道计生服务中心通过广播、电视、横幅、标语、网络、明白纸等方式，对"单独两孩""社会抚养费征收""利益导向"政策做详细宣传和讲解，避免因"抢生"造成违法生育而带来的不必要损失。街道计生服务中心认真向群众解释，"单独二孩"只是调整完善生育政策，并不是放松了计生工作。同时，宣传人员还向群众说明，"单独二孩"不等同于"单独二胎"，如"单独"家庭的第一胎是双胞胎或多胞胎，该家庭就不再适用此次的新政策。通过政策宣传，群众对新政策有了新的理解和认识，消除了误解。同时，街道计生服务中心还将"单独二孩"的实施时间、适用对象、申报所需材料、办理程序等相关内容，印制成宣传折页，向群众散发，接受群众咨询。

（二）公共政策分解

1. 公共政策目标

计划生育服务管理制度和家庭发展支持体系较为完善，管委会各职能部门履行职责、社会广泛参与、群众诚信自律的多元共治格局基本形成，提高计划生育治理能力，布局合理、功能完善、进一步完善计划生育服务体系，基本实现计划生育对象均能享有优质服务。

2. 组织机构

为贯彻执行好"单独二孩"政策，改革完善计划生育服务管理，成立实施"单独二孩"政策领导小组，成员包括管委会各局办主要负责人、各区办事处主要领导、驻区单位主要负责人和区内各企业主要领导。

领导小组下设办公室，可由人社局、卫计局组成，主要负责全面实施"单独二孩"政策，改革完善计划生育服务的日常管理工作。

（三）政策执行过程

在政策执行的过程中有多名市民反映：到居委会"办（单独二孩）证时被要求签订结扎协议，不签不能领证"。这一准入门槛引发群众投诉，因为国家放开"单独二孩"政策，明确指出只要是符合政策的夫妻，都可以申请二孩指标。

（四）政策执行结果

1. 基本情况

浙江省于 2014 年 1 月 17 日正式实施"单独二孩"政策。2014 年 1~12 月，全省共受理"单独"夫妇再生育申请 88 056 例，批准再生育 85 648 例，出生 26 974 人。浙江省委省政府领导高度重视这项工作，并将调整完善生育政策工作放到全局位置进行决策部署。浙江省认真贯彻中央精神，切实把实施"单独二孩"政策办好，浙江省人民政府将实施"单独二孩"政策作为一项重要民生实事列入了政府工作报告的重点工作。

2. 实施数据

从浙江省监测情况看，实施"单独二孩"政策总体平稳，未对浙江省生育水平产生较大冲击。总体来看，主要呈现以下特点：

（1）符合政策群众申请再生育的热情不高。

据以 2014 年 6 月 1 日为标准时间的统计调查，浙江省有 69.23 万对夫妇符合"单独二孩"生育政策。1~12 月，浙江省提出再生育申请的"单独"夫妇有 88 056 对，已获批准再生育的 85 648 对，约占符合人群的 12%。

（2）没有出现大量扎堆申请、生育情况。

从 2014 年月度数据看，"单独"夫妇再生育中申请数量和审批数量均呈逐月回落趋稳态势，符合"单独二孩"政策的出生人数为 26 974 人，占浙江省当年出生人数的 5.6%，占当年二孩出生人数的 16%，这表明群众选择再生育较为理性。

（3）符合政策再生育人数低于预期。

根据 2013 年 12 月底调查摸底数据，浙江省约有 9.5 万对"单独"夫妇有意愿在 2014 年生育。从 2014 年"单独"夫妇再生育情况看，全年申请数量接近预期，全年"单独"夫妇再生育的数量低于政策设计的前五年年均多增 8 万~10 万出生人口的预期。

三、政策评估

根据国务院总理指示，国务院发展研究中心开始着手"单独二孩"政策实施效果的评估工作；社会发展研究部"低生育率下的生育政策研究"课题组人员负责实施评估工作。以下为评估资料：

（一）政策实施概况

"单独二孩"生育政策提出后，为贯彻落实党的十八届三中全会通过的"单独二孩"政策，2013 年 12 月 30 日《关于调整完善生育政策的意见》出台，《意见》给出了启动此次调整政策的总体思路和要遵循的基本原则，同时还规定了有序推进这项工作要采取的措施。启动实施"单独二孩"政策，全国不设统一时间表，在中央精神的指示下，各省（自治区、直辖市）根据自身实际情况开始逐步实施"单独二孩"政策。据相关部门统计资料，符合"单独二孩"政策的夫妇约有 1 100 万对，但截至 2014 年年底全年领证的人数只有 92 万对。

（二）公共政策效果数据

从当时数据来看，全国符合"单独二孩"政策的夫妇约有 1 100 万对，但截至 2014 年年底全年领证的人数只有 92 万对，到 2015 年 5 月也只有 139 万对。从一些地方的情况看也是如此，扬州市有 3.3 万名符合条件的育龄妇女，截至 2015 年 6 月底，共有 3 327 对"单独"夫妻申请。

全国在 2014 年 7 月和 8 月申报"单独二孩"的夫妻数量有 15 万对左右。南通 2014 年 4 月申请数量为 471 对，7 月就降至 299 对；扬州市 2014 年 5 月有 449 对，而 2015 年 1 月起至 6 月底，共有 1 026 对单独夫妻申请，平均每月只有 171 对。

（三）公共政策评估报告

公共政策实施效果如下：

"单独二孩"政策的目标人群为 1 100 万，有再生育意愿的为 43%，而选择在 2014 年生育的比例约为 20.5%。据此测算"单独二孩"政策使得 2014 年新生人口增加 96.97 万人。而如果没有政策则会"超生" 25 万人，得到的政策净影响为 71.84 万人，占 2014 年出生人口 1 687 万人的 4.26%。

"单独二孩"政策实施后，截至 2015 年 5 月底，全国有 145 万对夫妇提出再生育申请，139 万多对办理了手续。一些省份的出生数据，利用估算的全国 50% 的出生/审批比，计算得到"单独二孩"政策的效果仅为 70 万新增出生人口。扣除 25 万"超生"人口，净影响仅为 45 万。

➤案例分析

1. 根据调研资料撰写调研报告

（1）标题（揭示调研的主题思想）：调整完善生育政策的研究。

（2）问题认定（通过调研材料发现问题，并对问题的原因进行分析）。

由于我国国情和人口形势发生了变化，计划生育的负面效应也逐渐显著，人口老龄化问题加剧、劳动力短缺、性别比失调、独生子女养老负担重等问题逐步显现。

①人口老龄化问题加剧。人口老龄化是社会发展趋势，其带来了许多负面效应，如市场上的劳动力不足等，从而阻碍了经济的发展。另外，政府必须投入更多的资金去不断完善养老机制等，这些问题都亟待解决。

②劳动力短缺。不断下滑的出生率意味着适龄劳动力正变得越来越少，而这势必阻碍经济发展并快速推高薪酬，并造成部分公司将工厂迁至其他成本较低的国家或地区。

③性别比失调。男性比例过高，将会对婚姻造成压力，会破坏家庭的稳定性，使得单亲家庭增多，而且这种男多女少的状况，甚至可能导致婚姻买卖、拐卖妇女儿童等现象的加剧，增加社会的不稳定因素。

④独生子女养老负担重。长期的独生子女政策，使得新生人口不断减少，老龄化问题不断加剧。在独生子女的家庭中，如果这个孩子出现意外，这个家庭就没了支柱，老人也没了依靠，对于老人而言是一种巨大的打击。另外，当独生子女结婚生子后，他们将面临既要抚养孩子又要赡养四位老人的双重负担。

（3）结论（调研的基本结论、解决问题的对策建议）。

公共政策应有所调整，在农村和城市实施一样的生育政策，这样也可以彰显公平。放宽计划生育政策，对于一个家庭来说，生育两个小孩，不仅有助于给孩子提供一个优良的成长环境，而且也可以改善人口结构趋于老龄化而带来的社会问题。

放宽生育政策不是意味着放任不管，而是有计划、有效管理，使得人口在一个合理的范围内增长。这样既可以扩大内需，有利于我国经济结构的调整；还可以应对老龄化带来的劳动力短缺的现象。总之，计划生育政策应该随着国家的发展而改变，不应该一成不变，应与社会和谐发展。

2. 方案规划

（1）公共政策总目标。

逐步调整完善生育政策，促进人口均衡发展。

（2）公共政策子目标。

优化人口结构、增加劳动力供给、减缓人口老龄化压力、促进经济社会持续发展、促进社会和谐。

（3）方案主体内容。

放开生育政策，应实行"单独二孩"政策，即在全国已普遍实行"双独二胎"的基础上，根据第六次全国人口普查的情况，在部分城市先试点"夫妻一方为独生子女的家庭可以生育第二个孩子"的政策，最大限度降低个体家庭的人口风险。

（4）方案的可行性。

人口问题始终是影响我国可持续发展的重大问题，是影响经济社会发展的重要因素。我国人口发展状况和经济社会环境，为生育政策的适当调整，启动实施"单独二孩"政策提供了良好条件，适当调整现行生育政策不但是必要的也是可行的。

一是让生育机会均等。我国总体上实现了低生育水平，但城乡之间和区域之间在人口发展和经济发展方面依然存在不平衡。在生育水平方面，一方面城市人口表现出超低生育水平，另一方面农村人口生育水平大大高于城市；一方面东部地区包括农村在内的许多地方人口出现零增长或负增长（如上海、江苏、浙江等），另一方面中西部农村地区的人口增长仍然对经济发展和生态环境造成很大压力。

二是实行"单独二孩"政策不会带来人口暴涨。多家机构测算，从中长期来看，对现行政策的微调不会带来"婴儿潮"。相反，只有尽快调整，才能避免中国过早进入人口负增长阶段。中国的总和生育率在20世纪70年代之后快速下降，目前已经处于较低水平。由此可见，实行"单独二孩"政策不会带来"婴儿潮"。

三是生育观念的变化。中国"养儿防老"的心态，在社会经济发展和国家社保体系的建立过程中发生了很大变化，年轻一代的生育观念已发生了很大的变化。

四是提升经济发展的动力。实施"单独二孩"的生育政策调整，可能为2030年后的经济增长带来积极效应。中国调整人口生育政策，短期内不会对国内生产总值（GDP）潜在增长率产生正面影响，负面影响程度也非常微弱。

3. 公共政策执行偏差和矫正

在执行的过程中，有多名市民反映：到居委会"办（单独二孩）证时被要求签订结扎协议，不签不能领证"。这一准入门槛与国家实行"单独二孩"政策引发群众投诉。

个别地方要求群众一并签订结扎承诺书的做法明显是错误的。纠正政策执行偏差行为的具体对策方法有：①完善管理体制；②提高执行人员素质；③科学诊断问题；④政策执行公开化；⑤及时跟踪评估；⑥强化监督控制；⑦加强舆论监督。

4. 制订评估计划

评估主体：国务院发展研究中心"低生育率下的生育政策研究"课题组专业人员。

评估对象："单独二孩"政策。

评估的目的和意义：对"单独二孩"政策进行评估可以发现实践中政策执行方案的不足之处，这是进行政策调整、提出政策建议的重要依据，也是检验政策结果的必要途径。

评估标准：可以从有效性、可行性、公平公正、效率、公民参与与回应等方面进行分析。

评估方法：可使用前后对比分析、有无对比分析方法。

5. 撰写评估报告（对未来人口政策的建议）

（1）尽快全面放开二孩生育限制，优化人口生育政策。

我国面临育龄女性人数下降、抚养负担加重、青年人口婚育观念改变等一系列挑战，如果不能抓住目前育龄妇女总量还不算少、生育意愿还不算太低，老年人口仍以低龄为主，社会抚养负担还比较轻这一时机，及时调整现行的计划生育政策，以后再进行政策调整则对生育率回升的促进作用将更为有限。

（2）优化生育环境，提高生育意愿。

"单独二孩"政策实施以来，新生人口并没有出现井喷式增长，符合这一政策的部分年轻人对再生表现出"怯生"情绪。因此，必须增强居民生育意愿，优化生育环境，做好医疗卫生、教育等相关领域的跟进和统筹，加快幼儿园、学校、医院等与群众密切相关的公共服务设施的规划和建设，加强公共资源供给，建立和完善二孩生育孕产假保证机制，为婴幼儿的出生和成长提供更健康的社会生活环境。

6. 公共政策终结方式选择和原因说明

例如，根据政策评估的结果，应该用"全面二孩"政策替代"单独二孩"政策。因为经过评估发现原有政策无法解决所面临的问题，那些政策未满足预期，因此应运用"全面二孩"政策来替代，进行政策调整。

第三部分

公共卫生政策代表性文件

中共中央 国务院关于深化医药卫生体制改革的意见
（2009 年 3 月 17 日）

按照党的十七大精神，为建立中国特色医药卫生体制，逐步实现人人享有基本医疗卫生服务的目标，提高全民健康水平，现就深化医药卫生体制改革提出如下意见。

一、充分认识深化医药卫生体制改革的重要性、紧迫性和艰巨性

医药卫生事业关系亿万人民的健康，关系千家万户的幸福，是重大民生问题。深化医药卫生体制改革，加快医药卫生事业发展，适应人民群众日益增长的医药卫生需求，不断提高人民群众健康素质，是贯彻落实科学发展观、促进经济社会全面协调可持续发展的必然要求，是维护社会公平正义、提高人民生活质量的重要举措，是全面建设小康社会和构建社会主义和谐社会的一项重大任务。

新中国成立以来，特别是改革开放以来，我国医药卫生事业取得了显著成就，覆盖城乡的医药卫生服务体系基本形成，疾病防治能力不断增强，医疗保障覆盖人口逐步扩大，卫生科技水平迅速提高，人民群众健康水平明显改善，居民主要健康指标处于发展中国家前列。尤其是抗击非典取得重大胜利以来，各级政府投入加大，公共卫生、农村医疗卫生和城市社区卫生发展加快，新型农村合作医疗和城镇居民基本医疗保险取得突破性进展，为深化医药卫生体制改革打下了良好基础。同时，也应该看到，当前我国医药卫生事业发展水平与人民群众健康需求及经济社会协调发展要求不适应的矛盾还比较突出。城乡和区域医疗卫生事业发展不平衡，资源配置不合理，公共卫生和农村、社区医疗卫生工作比较薄弱，医疗保障制度不健全，药品生产流通秩序不规范，医院管理体制和运行机制不完善，政府卫生投入不足，医药费用上涨过快，个人负担过重，对此，人民群众反映强烈。

从现在到2020 年，是我国全面建设小康社会的关键时期，医药卫生工作任务繁重。随着经济的发展和人民生活水平的提高，群众对改善医药卫生服务将会有更高的要求。工业化、城镇化、人口老龄化、疾病谱变化和生态环境变化等，都给医药卫生

工作带来一系列新的严峻挑战。深化医药卫生体制改革，是加快医药卫生事业发展的战略选择，是实现人民共享改革发展成果的重要途径，是广大人民群众的迫切愿望。

深化医药卫生体制改革是一项涉及面广、难度大的社会系统工程。我国人口多，人均收入水平低，城乡、区域差距大，长期处于社会主义初级阶段的基本国情，决定了深化医药卫生体制改革是一项十分复杂艰巨的任务，是一个渐进的过程，需要在明确方向和框架的基础上，经过长期艰苦努力和坚持不懈的探索，才能逐步建立符合我国国情的医药卫生体制。因此，对深化医药卫生体制改革，既要坚定决心、抓紧推进，又要精心组织、稳步实施，确保改革顺利进行，达到预期目标。

二、深化医药卫生体制改革的指导思想、基本原则和总体目标

（一）深化医药卫生体制改革的指导思想。以邓小平理论和"三个代表"重要思想为指导，深入贯彻落实科学发展观，从我国国情出发，借鉴国际有益经验，着眼于实现人人享有基本医疗卫生服务的目标，着力解决人民群众最关心、最直接、最现实的利益问题。

坚持公共医疗卫生的公益性质，坚持预防为主、以农村为重点、中西医并重的方针，实行政事分开、管办分开、医药分开、营利性和非营利性分开，强化政府责任和投入，完善国民健康政策，健全制度体系，加强监督管理，创新体制机制，鼓励社会参与，建设覆盖城乡居民的基本医疗卫生制度，不断提高全民健康水平，促进社会和谐。

（二）深化医药卫生体制改革的基本原则。医药卫生体制改革必须立足国情，一切从实际出发，坚持正确的改革原则。

——坚持以人为本，把维护人民健康权益放在第一位。坚持医药卫生事业为人民健康服务的宗旨，以保障人民健康为中心，以人人享有基本医疗卫生服务为根本出发点和落脚点，从改革方案设计、卫生制度建立到服务体系建设都要遵循公益性的原则，把基本医疗卫生制度作为公共产品向全民提供，着力解决群众反映强烈的突出问题，努力实现全体人民病有所医。

——坚持立足国情，建立中国特色医药卫生体制。坚持从基本国情出发，实事求是地总结医药卫生事业改革发展的实践经验，准确把握医药卫生发展规律和主要矛盾；坚持基本医疗卫生服务水平与经济社会发展相协调、与人民群众的承受能力相适应；充分发挥中医药（民族医药）作用；坚持因地制宜、分类指导，发挥地方积极性，探索建立符合国情的基本医疗卫生制度。

——坚持公平与效率统一，政府主导与发挥市场机制作用相结合。强化政府在基本医疗卫生制度中的责任，加强政府在制度、规划、筹资、服务、监管等方面的职责，维护公共医疗卫生的公益性，促进公平公正。同时，注重发挥市场机制作用，动员社会力量参与，促进有序竞争机制的形成，提高医疗卫生运行效率、服务水平和质量，满足人民群众多层次、多样化的医疗卫生需求。

——坚持统筹兼顾，把解决当前突出问题与完善制度体系结合起来。从全局出发，统筹城乡、区域发展，兼顾供给方和需求方等各方利益，注重预防、治疗、康复三者的结合，正确处理政府、卫生机构、医药企业、医务人员和人民群众之间的关系。既着眼长远，创新体制机制，又立足当前，着力解决医药卫生事业中存在的突出问题。既注重整体设计，明确总体改革方向目标和基本框架，又突出重点，分步实施，积极稳妥地推进改革。

（三）深化医药卫生体制改革的总体目标。建立健全覆盖城乡居民的基本医疗卫生制度，为群众提供安全、有效、方便、价廉的医疗卫生服务。

到2011年，基本医疗保障制度全面覆盖城乡居民，基本药物制度初步建立，城乡基层医疗卫生服务体系进一步健全，基本公共卫生服务得到普及，公立医院改革试点取得突破，明显提高基本医疗卫生服务可及性，有效减轻居民就医费用负担，切实缓解"看病难、看病贵"问题。

到2020年，覆盖城乡居民的基本医疗卫生制度基本建立。普遍建立比较完善的公共卫生服务体系和医疗服务体系，比较健全的医疗保障体系，比较规范的药品供应保障体系，比较科学的医疗卫生机构管理体制和运行机制，形成多元办医格局，人人享有基本医疗卫生服务，基本适应人民群众多层次的医疗卫生需求，人民群众健康水平进一步提高。

三、完善医药卫生四大体系，建立覆盖城乡居民的基本医疗卫生制度

建设覆盖城乡居民的公共卫生服务体系、医疗服务体系、医疗保障体系、药品供应保障体系，形成四位一体的基本医疗卫生制度。四大体系相辅相成，配套建设，协调发展。

（四）全面加强公共卫生服务体系建设。建立健全疾病预防控制、健康教育、妇幼保健、精神卫生、应急救治、采供血、卫生监督和计划生育等专业公共卫生服务网络，完善以基层医疗卫生服务网络为基础的医疗服务体系的公共卫生服务功能，建立分工明确、信息互通、资源共享、协调互动的公共卫生服务体系，提高公共卫生服务和突发公共卫生事件应急处置能力，促进城乡居民逐步享有均等化的基本公共卫生服务。

确定公共卫生服务范围。明确国家基本公共卫生服务项目，逐步增加服务内容。鼓励地方政府根据当地经济发展水平和突出的公共卫生问题，在中央规定服务项目的基础上增加公共卫生服务内容。

完善公共卫生服务体系。进一步明确公共卫生服务体系的职能、目标和任务，优化人员和设备配置，探索整合公共卫生服务资源的有效形式。完善重大疾病防控体系和突发公共卫生事件应急机制，加强对严重威胁人民健康的传染病、慢性病、地方病、职业病和出生缺陷等疾病的监测与预防控制。加强城乡急救体系建设。

加强健康促进与教育。医疗卫生机构及机关、学校、社区、企业等要大力开展健康教育，充分利用各种媒体，加强健康、医药卫生知识的传播，倡导健康文明的生活方式，促进公众合理营养，提高群众的健康意识和自我保健能力。

深入开展爱国卫生运动。将农村环境卫生与环境污染治理纳入社会主义新农村建设规划，推动卫生城市和文明村镇建设，不断改善城乡居民生活、工作等方面的卫生环境。

加强卫生监督服务。大力促进环境卫生、食品卫生、职业卫生、学校卫生，以及农民工等流动人口卫生工作。

（五）进一步完善医疗服务体系。坚持非营利性医疗机构为主体、营利性医疗机构为补充，公立医疗机构为主导、非公立医疗机构共同发展的办医原则，建设结构合理、覆盖城乡的医疗服务体系。

大力发展农村医疗卫生服务体系。进一步健全以县级医院为龙头、乡镇卫生院和村卫生室为基础的农村医疗卫生服务网络。县级医院作为县域内的医疗卫生中心，主要负责基本医疗服务及危重急症病人的抢救，并承担对乡镇卫生院、村卫生室的业务技术指导和卫生人员的进修培训；乡镇卫生院负责提供公共卫生服务和常见病、多发病的诊疗等综合服务，并承担对村卫生室的业务管理和技术指导；村卫生室承担行政村的公共卫生服务及一般疾病的诊治等工作。有条件的农村实行乡村一体化管理。积极推进农村医疗卫生基础设施和能力建设，政府重点办好县级医院，并在每个乡镇办好一所卫生院，采取多种形式支持村卫生室建设，使每个行政村都有一所村卫生室，大力改善农村医疗卫生条件，提高服务质量。

完善以社区卫生服务为基础的新型城市医疗卫生服务体系。加快建设以社区卫生服务中心为主体的城市社区卫生服务网络，完善服务功能，以维护社区居民健康为中心，提供疾病预防控制等公共卫生服务、一般常见病及多发病的初级诊疗服务、慢性病管理和康复服务。转变社区卫生服务模式，不断提高服务水平，坚持主动服务、上门服务，逐步承担起居民健康"守门人"的职责。

健全各类医院的功能和职责。优化布局和结构，充分发挥城市医院在危重急症和疑难病症的诊疗、医学教育和科研、指导和培训基层卫生人员等方面的骨干作用。有条件的大医院按照区域卫生规划要求，可以通过托管、重组等方式促进医疗资源合理流动。

建立城市医院与社区卫生服务机构的分工协作机制。城市医院通过技术支持、人员培训等方式，带动社区卫生服务持续发展。同时，采取增强服务能力、降低收费标准、提高报销比例等综合措施，引导一般诊疗下沉到基层，逐步实现社区首诊、分级医疗和双向转诊。整合城市卫生资源，充分利用城市现有一、二级医院及国有企事业单位所属医疗机构和社会力量举办的医疗机构等资源，发展和完善社区卫生服务网络。

充分发挥中医药（民族医药）在疾病预防控制、应对突发公共卫生事件、医疗服务中的作用。加强中医临床研究基地和中医院建设，组织开展中医药防治疑难疾病的联合攻关。在基层医疗卫生服务中，大力推广中医药适宜技术。采取扶持中医药发展政策，促进中医药继承和创新。

建立城市医院对口支援农村医疗卫生工作的制度。发达地区要加强对口支援贫困地区和少数民族地区发展医疗卫生事业。城市大医院要与县级医院建立长期稳定的对口支援和合作制度，采取临床服务、人员培训、技术指导、设备支援等方式，帮助其提高医疗水平和服务能力。

（六）加快建设医疗保障体系。加快建立和完善以基本医疗保障为主体，其他多种形式补充医疗保险和商业健康保险为补充，覆盖城乡居民的多层次医疗保障体系。

建立覆盖城乡居民的基本医疗保障体系。城镇职工基本医疗保险、城镇居民基本医疗保险、新型农村合作医疗和城乡医疗救助共同组成基本医疗保障体系，分别覆盖城镇就业人口、城镇非就业人口、农村人口和城乡困难人群。坚持广覆盖、保基本、可持续的原则，从重点保障大病起步，逐步向门诊小病延伸，不断提高保障水平。建立国家、单位、家庭和个人责任明确、分担合理的多渠道筹资机制，实现社会互助共济。随着经济社会发展，逐步提高筹资水平和统筹层次，缩小保障水平差距，最终实现制度框架的基本统一。进一步完善城镇职工基本医疗保险制度，加快覆盖就业人口，重点解决国有关闭破产企业、困难企业等职工和退休人员，以及非公有制经济组织从业人员和灵活就业人员的基本医疗保险问题；2009年全面推开城镇居民基本医疗保险，重视解决老人、残疾人和儿童的基本医疗保险问题；全面实施新型农村合作医疗制度，逐步提高政府补助水平，适当增加农民缴费，提高保障能力；完善城乡医疗救助制度，对困难人群参保及其难以负担的医疗费用提供补助，筑牢医疗保障底线。探索建立城乡一体化的基本医疗保障管理制度。

鼓励工会等社会团体开展多种形式的医疗互助活动。鼓励和引导各类组织和个人发展社会慈善医疗救助。

做好城镇职工基本医疗保险制度、城镇居民基本医疗保险制度、新型农村合作医疗制度和城乡医疗救助制度之间的衔接。以城乡流动的农民工为重点积极做好基本医疗保险关系转移接续，以异地安置的退休人员为重点改进异地就医结算服务。妥善解决农民工基本医疗保险问题。签订劳动合同并与企业建立稳定劳动关系的农民工，要按照国家规定明确用人单位缴费责任，将其纳入城镇职工基本医疗保险制度；其他农民工根据实际情况，参加户籍所在地新型农村合作医疗或务工所在地城镇居民基本医疗保险。

积极发展商业健康保险。鼓励商业保险机构开发适应不同需要的健康保险产品，简化理赔手续，方便群众，满足多样化的健康需求。鼓励企业和个人通过参加商业保险及多种形式的补充保险解决基本医疗保障之外的需求。在确保基金安全和有效监管的前提下，积极提倡以政府购买医疗保障服务的方式，探索委托具有资质的商业保险机构经办各类医疗保障管理服务。

（七）建立健全药品供应保障体系。加快建立以国家基本药物制度为基础的药品供应保障体系，保障人民群众安全用药。

建立国家基本药物制度。中央政府统一制定和发布国家基本药物目录，按照防治必需、安全有效、价格合理、使用方便、中西药并重的原则，结合我国用药特点，参照国际经验，合理确定品种和数量。建立基本药物的生产供应保障体系，在政府宏观调控下充分发挥市场机制的作用，基本药物实行公开招标采购，统一配送，减少中间环节，保障群众基本用药。国家制定基本药物零售指导价格，在指导价格内，由省级人民政府根据招标情况确定本地区的统一采购价格。规范基本药物使用，制定基本药物临床应用指南和基本药物处方集。城乡基层医疗卫生机构应全部配备、使用基本药物，其他各类医疗机构也要将基本药物作为首选药物并确定使用比例。基本药物全部纳入基本医疗保障药物报销目录，报销比例明显高于非基本药物。

规范药品生产流通。完善医药产业发展政策和行业发展规划，严格市场准入和药品注册审批，大力规范和整顿生产流通秩序，推动医药企业提高自主创新能力和医药产业结构优化升级，发展药品现代物流和连锁经营，促进药品生产、流通企业的整合。建立便民惠农的农村药品供应网。完善药品储备制度。支持用量小的特殊用药、急救用药生产。规范药品采购，坚决治理医药购销中的商业贿赂。加强药品不良反应监测，建立药品安全预警和应急处置机制。

四、完善体制机制，保障医药卫生体系有效规范运转

完善医药卫生的管理、运行、投入、价格、监管体制机制，加强科技与人才、信息、法制建设，保障医药卫生体系有效规范运转。

（八）建立协调统一的医药卫生管理体制。实施属地化和全行业管理。所有医疗卫生机构，不论所有制、投资主体、隶属关系和经营性质，均由所在地卫生行政部门实行统一规划、统一准入、统一监管。中央、省级可以设置少量承担医学科研、教学功能的医学中心或区域医疗中心，以及承担全国或区域性疑难病症诊治的专科医院等医疗机构；县（市）主要负责举办县级医院、乡村卫生和社区卫生服务机构；其余公立医院由市负责举办。

强化区域卫生规划。省级人民政府制定卫生资源配置标准，组织编制区域卫生规划和医疗机构设置规划，明确医疗机构的数量、规模、布局和功能。科学制定乡镇卫生院（村卫生室）、社区卫生服务中心（站）等基层医疗卫生机构和各级医院建设与设备配置标准。充分利用和优化配置现有医疗卫生资源，对不符合规划要求的医疗机构要逐步进行整合，严格控制大型医疗设备配置，鼓励共建共享，提高医疗卫生资源利用效率。新增卫生资源必须符合区域卫生规划，重点投向农村和社区卫生等薄弱环节。加强区域卫生规划与城乡规划、土地利用总体规划等的衔接。建立区域卫生规划和资源配置监督评价机制。

推进公立医院管理体制改革。从有利于强化公立医院公益性和政府有效监管出发，积极探索政事分开、管办分开的多种实现形式。进一步转变政府职能，卫生行政部门主要承担卫生发展规划、资格准入、规范标准、服务监管等行业管理职能，其他有关部门按照各自职能进行管理和提供服务。落实公立医院独立法人地位。

进一步完善基本医疗保险管理体制。中央统一制定基本医疗保险制度框架和政策，地方政府负责组织实施管理，创造条件逐步提高统筹层次。有效整合基本医疗保险经办资源，逐步实现城乡基本医疗保险行政管理的统一。

（九）建立高效规范的医药卫生机构运行机制。公共卫生机构收支全部纳入预算管理。按照承担的职责任务，由政府合理确定人员编制、工资水平和经费标准，明确各类人员岗位职责，严格人员准入，加强绩效考核，建立能进能出的用人制度，提高工作效率和服务质量。

转变基层医疗卫生机构运行机制。政府举办的城市社区卫生服务中心（站）和乡镇卫生院等基层医疗卫生机构，要严格界定服务功能，明确规定使用适宜技术、适宜设备和基本药物，为广大群众提供低成本服务，维护公益性质。要严格核定人员编制，实行人员聘用制，建立能进能出和激励有效的人力资源管理制度。要明确收支范围和标准，实行核定任务、核定收支、绩效考核补助的财务管理办法，并探索实行收支两条线、公共卫生和医疗保障经费的总额预付等多种行之有效的管理办法，严格收支预算管理，提高资金使用效益。要改革药品加成政策，实行药品零差率销售。加强和完善内部管理，建立以服务质量为核心、以岗位责任与绩效为基础的考核和激励制度，形成保障公平效率的长效机制。

建立规范的公立医院运行机制。公立医院要遵循公益性质和社会效益原则，坚持以病人为中心，优化服务流程，规范用药、检查和医疗行为。深化运行机制改革，建立和完善医院法人治理结构，明确所有者和管理者的责权，形成决策、执行、监督相互制衡，有责任、有激励、有约束、有竞争、有活力的机制。推进医药分开，积极探索多种有效方式逐步改革以药补医机制。通过实行药品购销差别加价、设立药事服务费等多种方式逐步改革或取消药品加成政策，同时采取适当调整医疗服务价格、增加政府投入、改革支付方式等措施完善公立医院补偿机制。进一步完善财务、会计管理制度，严格预算管理，加强财务监管和运行监督。地方可结合本地实际，对有条件的医院开展"核定收支、以收抵支、超收上缴、差额补助、奖惩分明"等多种管理办法的试点。改革人事制度，完善分配激励机制，推行聘用制度和岗位管理制度，严格工资总额管理，实行以服务质量及岗位工作量为主的综合绩效考核和岗位绩效工资制度，有效调动医务人员的积极性。

健全医疗保险经办机构运行机制。完善内部治理结构，建立合理的用人机制和分配制度，完善激励约束机制，提高医疗保险经办管理能力和管理效率。

（十）建立政府主导的多元卫生投入机制。明确政府、社会与个人的卫生投入责任。确立政府在提供公共卫生和基本医疗服务中的主导地位。公共卫生服务主要通过政府筹资，向城乡居民均等化提供。基本医疗服务由政府、社会和个人三方合理分担费用。特需医疗服务由个人直接付费或通过商业健康保险支付。

建立和完善政府卫生投入机制。中央政府和地方政府都要增加对卫生的投入，并兼顾供给方和需求方。逐步提高政府卫生投入占卫生总费用的比重，使居民个人基本医疗卫生费用负担有效减轻；政府卫生投入增长幅度要高于经常性财政支出的增长幅度，使政府卫生投入占经常性财政支出的比重逐步提高。新增政府卫生投入重点用于支持公共卫生、农村卫生、城市社区卫生和基本医疗保障。

按照分级负担的原则合理划分中央和地方各级政府卫生投入责任。地方政府承担主要责任，中央政府主要对国家免疫规划、跨地区的重大传染疾病预防控制等公共卫生、城乡居民的基本医疗保障以及有关公立医疗卫生机构建设等给予补助。加大中央、省级财政对困难地区的专项转移支付力度。

完善政府对公共卫生的投入机制。专业公共卫生服务机构的人员经费、发展建设和业务经费由政府全额安排，按照规定取得的服务收入上缴财政专户或纳入预算管理。逐步提高人均公共卫生经费，健全公共卫生服务经费保障机制。

完善政府对城乡基层医疗卫生机构的投入机制。政府负责其举办的乡镇卫生院、城市社区卫生服务中心（站）按国家规定核定的基本建设经费、设备购置经费、人员经费和其承担公共卫生服务的业务经费，使其正常运行。对包括社会力量举办的所有乡镇卫生院和城市社区卫生服务机构，各地都可采取购买服务等方式核定政府补助。支持村卫生室建设，对乡村医生承担的公共卫生服务等任务给予合理补助。

落实公立医院政府补助政策。逐步加大政府投入，主要用于基本建设和设备购置、扶持重点学科发展、符合国家规定的离退休人员费用和补贴政策性亏损等，对承担的公共卫生服务等任务给予专项补助，形成规范合理的公立医院政府投入机制。对中医院（民族医院）、传染病院、精神病院、职业病防治院、妇产医院和儿童医院等在投入政策上予以倾斜。严格控制公立医院建设规模、标准和贷款行为。

完善政府对基本医疗保障的投入机制。政府提供必要的资金支持新型农村合作医疗、城镇居民基本医疗保险、城镇职工基本医疗保险和城乡医疗救助制度的建立和完善。保证相关经办机构正常经费。

鼓励和引导社会资本发展医疗卫生事业。积极促进非公立医疗卫生机构发展，形成投资主体多元化、投资方式多样化的办医体制。抓紧制定和完善有关政策法规，规范社会资本包括境外资本办医疗机构的准入条件，完善公平公正的行业管理政策。鼓励社会资本依法兴办非营利性医疗机构。国家制定公立医院改制的指导性意见，积极引导社会资本以多种方式参与包括国有企业所办医院在内的部分公立医院改制重组。稳步推进公立医院改制的试点，适度降低公立医疗机构比重，形成公立医院与非公立医院相互促进、共同发展的格局。支持有资质人员依法开业，方便群众就医。完善医疗机构分类管理政策和税收优惠政策。依法加强对社会力量办医的监管。

大力发展医疗慈善事业。制定相关优惠政策，鼓励社会力量兴办慈善医疗机构，或向医疗救助、医疗机构等慈善捐赠。

（十一）建立科学合理的医药价格形成机制。规范医疗服务价格管理。对非营利性医疗机构提供的基本医疗服务，实行政府指导价，其余由医疗机构自主定价。中央政府负责制定医疗服务价格政策及项目、定价原则及方法；省或市级价格主管部门会同卫生、人力资源社会保障部门核定基本医疗服务指导价格。基本医疗服务价格按照扣除财政补助的服务成本制定，体现医疗服务合理成本和技术劳务价值。不同级别的医疗机构和医生提供的服务，实行分级定价。规范公立医疗机构收费项目和标准，研究探索按病种收费等收费方式改革。建立医用设备仪器价格监测、检查治疗服务成本监审及其价格定期调整制度。

改革药品价格形成机制。合理调整政府定价范围，改进定价方法，提高透明度，利用价格杠杆鼓励企业自主创新，促进国家基本药物的生产和使用。对新药和专利药品逐步实行定价前药物经济性评价制度。对仿制药品实行后上市价格从低定价制度，抑制低水平重复建设。严格控制药品流通环节差价率。对医院销售药品开展差别加价、收取药事服务费等试点，引导医院合理用药。加强医用耗材及植（介）入类医疗器械流通和使用环节价格的控制和管理。健全医药价格监测体系，规范企业自主定价行为。

积极探索建立医疗保险经办机构与医疗机构、药品供应商的谈判机制，发挥医疗保障对医疗服务和药品费用的制约作用。

（十二）建立严格有效的医药卫生监管体制。强化医疗卫生监管。健全卫生监督执法体系，加强城乡卫生监督机构能力建设。强化医疗卫生服务行为和质量监管，完善医疗卫生服务标准和质量评价体系，规范管理制度和工作流程，加快制定统一的疾病诊疗规范，健全医疗卫生服务质量监测网络。加强医疗卫生机构的准入和运行监管。加强对生活饮用水安全、职业危害防治、食品安全、医疗废弃物处置等社会公共卫生的监管。依法严厉打击各种危害人民群众身体健康和生命安全的违法行为。

完善医疗保障监管。加强对医疗保险经办、基金管理和使用等环节的监管，建立医疗保险基金有效使用和风险防范机制。强化医疗保障对医疗服务的监控作用，完善支付制度，积极探索实行按人头付费、按病种付费、总额预付等方式，建立激励与惩戒并重的有效约束机制。加强商业健康保险监管，促进规范发展。

加强药品监管。强化政府监管责任，完善监管体系建设，严格药品研究、生产、流通、使用、价格和广告的监管。落实药品生产质量管理规范，加强对高风险品种生产的监管。严格实施药品经营管理规范，探索建立药品经营许可分类、分级的管理模式，加大重点品种的监督抽验力度。建立农村药品监督网。加强政府对药品价格的监管，有效抑制虚高定价。规范药品临床使用，发挥执业药师指导合理用药与药品质量管理方面的作用。

建立信息公开、社会多方参与的监管制度。鼓励行业协会等社会组织和个人对政府部门、医药机构和相关体系的运行绩效进行独立评价和监督。加强行业自律。

（十三）建立可持续发展的医药卫生科技创新机制和人才保障机制。推进医药卫生科技进步。把医药卫生科技创新作为国家科技发展的重点，努力攻克医药科技难关，为人民群众健康提供技术保障。加大医学科研投入，深化医药卫生科技体制和机构改革，整合优势医学科研资源，加快实施医药科技重大专项，鼓励自主创新，加强对重大疾病防治技术和新药研制关键技术等的研究，在医学基础和应用研究、高技术研究、中医和中西医结合研究等方面力求新的突破。开发生产适合我国国情的医疗器械。广泛开展国际卫生科技合作交流。

加强医药卫生人才队伍建设。制定和实施人才队伍建设规划，重点加强公共卫生、农村卫生、城市社区卫生专业技术人员和护理人员的培养培训。制定优惠政策，鼓励优秀卫生人才到农村、城市社区和中西部地区服务。对长期在城乡基层工作的卫生技术人员在职称晋升、业务培训、待遇政策等方面给予适当倾斜。完善全科医师任职资格制度，健全农村和城市社区卫生人员在岗培训制度，鼓励参加学历教育，促进乡村医生执业规范化，尽快实现基层医疗卫生机构都有合格的全科医生。加强高层次科研、医疗、卫生管理等人才队伍建设。建立住院医师规范化培训制度，强化继续医学教育。加强护理队伍建设，逐步解决护理人员比例过低的问题。培育壮大中医药人才队伍。稳步推动医务人员的合理流动，促进不同医疗机构之间人才的纵向和横向交流，研究探索注册医师多点执业。规范医院管理者的任职条件，逐步形成一支职业化、专业化的医疗机构管理队伍。

调整高等医学教育结构和规模。加强全科医学教育，完善标准化、规范化的临床医学教育，提高医学教育质量。加大医学教育投入，大力发展面向农村、社区的高等医学本专科教育，采取定向免费培养等多种方式，为贫困地区农村培养实用的医疗卫生人才，造就大批扎根农村、服务农民的合格医生。

构建健康和谐的医患关系。加强医德医风建设，重视医务人员人文素养培养和职业素质教育，大力弘扬救死扶伤精神。优化医务人员执业环境和条件，保护医务人员的合法权益，调动医务人员改善服务和提高效率的积极性。完善医疗执业保险，开展医务社会工作，完善医疗纠纷处理机制，增进医患沟通。在全社会形成尊重医学科学、尊重医疗卫生工作者、尊重患者的良好风气。

（十四）建立实用共享的医药卫生信息系统。大力推进医药卫生信息化建设。以推进公共卫生、医疗、医保、药品、财务监管信息化建设为着力点，整合资源，加强信息标准化和公共服务信息平台建设，逐步实现统一高效、互联互通。

加快医疗卫生信息系统建设。完善以疾病控制网络为主体的公共卫生信息系统，提高预测预警和分析报告能力；以建立居民健康档案为重点，构建乡村和社区卫生信息网络平台；以医院管理和电子病历为重点，推进医院信息化建设；利用网络信息技术，促进城市医院与社区卫生服务机构的合作。积极发展面向农村及边远地区的远程医疗。

建立和完善医疗保障信息系统。加快基金管理、费用结算与控制、医疗行为管理与监督、参保单位和个人管理服务等具有复合功能的医疗保障信息系统建设。加强城镇职工基本医疗保险、城镇居民基本医疗保险、新型农村合作医疗和医疗救助信息系统建设，实现与医疗机构信息系统的对接，积极推广"一卡通"等办法，方便参保（合）人员就医，增加医疗服务的透明度。

建立和完善国家、省、市三级药品监管、药品检验检测、药品不良反应监测信息网络。建立基本药物供求信息系统。

（十五）建立健全医药卫生法律制度。完善卫生法律法规。加快推进基本医疗卫生立法，明确政府、社会和居民在促进健康方面的权利和义务，保障人人享有基本医疗卫生服务。建立健全卫生标准体系，做好相关法律法规的衔接与协调。加快中医药立法工作。完善药品监管法律法规。逐步建立健全与基本医疗卫生制度相适应、比较完整的卫生法律制度。

推进依法行政。严格、规范执法，切实提高各级政府运用法律手段发展和管理医药卫生事业的能力。加强医药卫生普法工作，努力创造有利于人民群众健康的法治环境。

五、着力抓好五项重点改革，力争近期取得明显成效

为使改革尽快取得成效，落实医疗卫生服务的公益性质，着力保障广大群众看病就医的基本需求，按照让群众得到实惠，让医务人员受到鼓舞，让监管人员易于掌握的要求，2009—2011年着力抓好五项重点改革。

（十六）加快推进基本医疗保障制度建设。基本医疗保障制度全面覆盖城乡居民，3年内城镇职工基本医疗保险、城镇居民基本医疗保险和新型农村合作医疗参保（合）率均达到90%以上；城乡医疗救助制度覆盖到全国所有困难家庭。以提高住院和门诊大病保障为重点，逐步提高筹资和保障水平，2010年各级财政对城镇居民基本医疗保险和新型农村合作医疗的补助标准提高到每人每年120元。做好医疗保险关系转移接续和异地就医结算服务。完善医疗保障管理体制机制。有效减轻城乡居民个人医药费用负担。

（十七）初步建立国家基本药物制度。建立比较完整的基本药物遴选、生产供应、使用和医疗保险报销的体系。2009年，公布国家基本药物目录；规范基本药物采购和配送；合理确定基本药物的价格。从2009年起，政府举办的基层医疗卫生机构全部配备和使用基本药物，其他各类医疗机构也都必须按规定使用基本药物，所有零售药店均应配备和销售基本药物；完善基本药物的医保报销政策。保证群众基本用药的可及性、安全性和有效性，减轻群众基本用药费用负担。

（十八）健全基层医疗卫生服务体系。加快农村三级医疗卫生服务网络和城市社区卫生服务机构建设，发挥县级医院的龙头作用，用3年时间建成比较完善的基层医疗卫生服务体系。加强基层医疗卫生人才队伍建设，特别是全科医生的培养培训，着力提高基层医疗卫生机构服务水平和质量。转变基层医疗卫生机构运行机制和服务模式，完善补偿机制。逐步建立分级诊疗和双向转诊制度，为群众提供便捷、低成本的基本医疗卫生服务。

（十九）促进基本公共卫生服务逐步均等化。国家制定基本公共卫生服务项目，从2009年起，逐步向城乡居民统一提供疾病预防控制、妇幼保健、健康教育等基本公共卫生服务。实施国家重大公共卫生服务项目，有效预防控制重大疾病及其危险因素，进一步提高突发重大公共卫生事件处置能力。健全城乡公共卫生服务体系，完善公共卫生服务经费保障机制，2009年人均基本公共卫生服务经费标准不低于15元，到2011年不低于20元。加强绩效考核，提高服务效率和质量。逐步缩小城乡居民基本公共卫生服务差距，力争让群众少生病。

（二十）推进公立医院改革试点。改革公立医院管理体制、运行机制和监管机制，积极探索政事分开、管办分开的有效形式。完善医院法人治理结构。推进公立医院补偿机制改革，加大政府投入，完善公立医院经济补偿政策，逐步解决"以药补医"问题。加快形成多元化办医格局，鼓励民营资本举办非营利性医院。大力改进公立医院内部管理，优化服务流程，规范诊疗行为，调动医务人员的积极性，提高服务质量和效率，明显缩短病人等候时间，实现同级医疗机构检查结果互认，努力让群众看好病。

六、积极稳妥推进医药卫生体制改革

（二十一）提高认识，加强领导。各级党委和政府要充分认识深化医药卫生体制改革的重要性、紧迫性和艰巨性，提高认识、坚定信心，切实加强组织领导，把解决群众看病就医问题作为改善民生、扩大内需的重点摆上重要议事日程，明确任务分工，落实政府的公共医疗卫生责任。成立国务院深化医药卫生体制改革领导小组，统筹组织实施深化医药卫生体制改革。国务院有关部门要认真履行职责，密切配合，形成合力，加强监督考核。地方政府要按照本意见和实施方案的要求，因地制宜制定具体实施方案和有效措施，精心组织，有序推进改革进程，确保改革成果惠及全体人民群众。

（二十二）突出重点，分步实施。建立覆盖城乡居民的基本医疗卫生制度是一项长期任务，要坚持远近结合，从基础和基层起步，近期重点抓好基本医疗保障制度、国家基本药物制度、基层医疗卫生服务体系、基本公共卫生服务均等化和公立医院改革试点五项改革。要抓紧制定操作性文件和具体方案，进一步深化、细化政策措施，明确实施步骤，做好配套衔接，协调推进各项改革。

（二十三）先行试点，逐步推开。医药卫生体制改革涉及面广、情况复杂、政策性强，一些重大改革要先行试点。国务院深化医药卫生体制改革领导小组负责制定试点原则和政策框架，统筹协调、指导各地试点工作。各省区市制定具体试点方案并组织实施。鼓励地方结合当地实际，开展多种形式的试点，积极探索有效的实现途径，并及时总结经验，逐步推开。

（二十四）加强宣传，正确引导。深化医药卫生体制改革需要社会各界和广大群众的理解、支持和参与。要坚持正确的舆论导向，广泛宣传改革的重大意义和主要政策措施，积极引导社会预期，增强群众信心，使这项惠及广大人民群众的重大改革深入人心，为深化改革营造良好的舆论环境。

关于公立医院改革试点的指导意见

为贯彻《中共中央国务院关于深化医药卫生体制改革的意见》（中发〔2009〕6号）和国务院《医药卫生体制改革近期重点实施方案（2009—2011年）》（国发〔2009〕12号），指导各地切实做好公立医院改革试点工作，制定本指导意见。

一、指导思想和基本原则
（一）指导思想。

坚持公立医院的公益性质，把维护人民健康权益放在第一位，实行政事分开、管办分开、医药分开、营利性和非营利性分开，推进体制机制创新，调动医务人员积极性，提高公立医院运行效率，努力让群众看好病。按照"适度规模、优化结构、合理

布局、提高质量、持续发展"的要求，坚持中西医并重方针，统筹配置城乡之间和区域之间医疗资源，促进公立医院健康发展，满足人民群众基本医疗服务需求，切实缓解群众看病贵、看病难问题。

（二）基本原则。

坚持公平与效率统一，政府主导与发挥市场机制相结合；坚持公立医院的主导地位，鼓励多元化办医，推动不同所有制和经营性质医院协调发展；坚持发展、改革和管理相结合，完善服务体系，创新体制机制，加强内部管理；坚持总体设计，有序推进，重点突破，系统总结；坚持中央确定改革方向和原则，立足我国国情，鼓励地方解放思想，因地制宜，大胆探索创新。

二、试点的总体目标、主要任务和实施步骤

（三）总体目标。

构建公益目标明确、布局合理、规模适当、结构优化、层次分明、功能完善、富有效率的公立医院服务体系，探索建立与基层医疗卫生服务体系的分工协作机制，加快形成多元化办医格局，形成比较科学规范的公立医院管理体制、补偿机制、运行机制和监管机制，加强公立医院内部管理，促使公立医院切实履行公共服务职能，为群众提供安全、有效、方便、价廉的医疗卫生服务。形成公立医院改革的总体思路和主要政策措施，为全面推动公立医院改革奠定基础。

（四）主要任务。

——强化区域卫生规划。合理确定公立医院功能、数量和规模，优化结构和布局，完善服务体系。

——改革公立医院管理体制。探索政事分开、管办分开的有效形式，建立协调、统一、高效的公立医院管理体制，科学界定公立医院所有者和管理者的责权，探索建立医院法人治理结构，推进医院院长职业化、专业化建设。

——改革公立医院补偿机制。探索实现医药分开的具体途径，改变医疗机构过度依赖药品销售收入维持运转的局面，逐步取消药品加成政策，合理调整医疗服务价格，完善基本医疗保障支付方式，落实财政补助政策。落实中医药扶持政策。

——改革公立医院运行机制。深化公立医院人事制度和收入分配制度改革，改进公立医院经济运行和财务管理制度；加强公立医院内部管理，落实各项医院管理制度，制订疾病诊疗规程并推广实施，加快推进信息化建设，保障医疗质量，提高服务效率，控制医疗费用，方便群众就医。

——健全公立医院监管机制。实施医院信息公开，完善公立医院绩效考核制度，加强医疗安全质量和经济运行监管。

——形成多元化办医格局。鼓励、支持和引导社会资本进入医疗服务领域，完善政策体系，为非公立医疗卫生机构经营创造公平竞争的环境，引导、鼓励和支持非公立医疗卫生机构发展，促进不同所有制医疗卫生机构的相互合作和有序竞争，满足群众不同层次医疗服务需求。

（五）实施步骤。

2009年，根据国务院办公厅《医药卫生体制五项重点改革2009年工作安排》（国办函〔2009〕75号）的要求，各省、自治区、直辖市已经分别选择1~2个城市（城区）作为公立医院改革试点城市。国家在各地试点城市范围内，选出16个有代表性的城市，作为国家联系指导的公立医院改革试点城市。

2010 年开始推进公立医院改革试点工作。加强对试点城市的调研督导，及时研究解决存在的问题，加强信息交流和指导培训，适时开展评估工作。不断总结公立医院改革试点工作经验，完善公立医院改革总体思路和主要政策措施，在全国逐步推进公立医院改革。

三、试点的主要内容

（六）完善公立医院服务体系。

加强公立医院的规划和调控。省级人民政府制订卫生资源配置标准，组织编制区域卫生规划和区域医疗机构设置规划。合理确定各级各类公立医院的功能定位。设区的市级以上卫生行政（含中医药管理）部门依据各自职责，按照区域卫生规划和区域医疗机构设置规划要求，研究制订本级政府负责举办公立医院的设置和发展规划，在认真测算的基础上明确各级各类公立医院的类别、数量、规模、布局、结构和大型医疗设备配置标准。充分利用和优化配置现有医疗卫生资源，新增卫生资源必须符合区域卫生规划。对部分公立医院，可有计划、按步骤地迁建、整合、转型和改制等，推动公立医院结构布局的优化调整。

建立公立医院之间、公立医院与城乡基层医疗卫生机构的分工协作机制。城市一级、部分二级医院应根据区域卫生规划改造为社区卫生服务机构。公立医院通过技术支持、人员培训、管理指导等多种方式，带动基层医疗卫生机构发展，使公立医院改革与健全基层医疗卫生体系紧密配合、相互促进。建立公立医院与基层医疗卫生机构分工协作机制，实行分级医疗、双向转诊，在明确二级以上公立医院的功能定位、着力提高基层医疗卫生机构的服务能力和水平的同时，发挥价格、基本医疗保障支付政策等的引导和调控作用，引导一般诊疗下沉到基层。有条件的地区，医院可以通过合作、托管、重组等方式，促进医疗资源合理配置。发展老年护理、康复等延续服务，逐步实现急、慢性病分治。

重点加强县级医院能力建设，实行城乡医院对口支援。推进县级医院标准化建设，改善县级医院的业务用房和装备条件。完善城乡医院对口支援制度，多形式、多渠道加强人才队伍建设，逐步提高县级医院的人员素质和能力水平。

（七）改革公立医院管理体制。

明确各级政府举办公立医院的职责。中央和省级人民政府负责举办承担疑难危重病症诊治、医学科研和教学综合功能的国家级或省级医学中心；县（市、区）级人民政府主要负责举办县级公立医院；其他公立医院均由设区的市级人民政府负责举办。

积极探索管办分开的有效形式。按照医疗服务监管职能与医疗机构举办职能分开的原则，推进政府卫生及其他部门、国有企事业单位所属医院的属地化管理，逐步实现公立医院统一管理。有条件的地区可以设立专门的机构，负责公立医院的资产管理、财务监管和医院主要负责人的聘任，建立协调、统一、高效的公立医院管理体制。政府有关部门按照职责，制订并落实按规划设置的公立医院发展建设、人员编制、政府投入、医药价格、收入分配等政策措施，为公立医院履行公共服务职能提供保障条件。卫生、教育等行政部门要积极研究探索高校附属医院管理体制改革。

（八）改革公立医院法人治理机制。

明确政府办医主体，科学界定所有者和管理者责权；探索建立以理事会等为核心的多种形式的公立医院法人治理结构，明确在重大事项方面的职责，形成决策、执行、监督相互制衡的权力运行机制。落实公立医院独立法人地位，强化具体经营管理职能和责任，增强公立医院的生机活力。

制定公立医院院长任职资格、选拔任用等方面的管理制度，推进职业化、专业化建设。建立以公益性为核心的公立医院绩效考核管理制度，探索建立医院院长激励约束机制。

（九）改革公立医院内部运行机制。

完善医院内部决策执行机制。完善院长负责制。按照法人治理结构的规定履行管理职责，重大决策、重要干部任免、重大项目投资、大额资金使用等事项须经医院领导班子集体讨论并按管理权限和规定程序报批、执行。实施院务公开，推进民主管理。完善医院组织结构、规章制度和岗位职责，推进医院管理的制度化、规范化和现代化。

完善医院财务会计管理制度。严格预算管理和收支管理，加强成本核算与控制。积极推进医院财务制度和会计制度改革，严格财务集中统一管理，加强资产管理，建立健全内部控制，实施内部和外部审计制度。在大型公立医院探索实行总会计师制度。

深化公立医院人事制度改革，完善分配激励机制。科学合理核定公立医院人员编制。建立健全以聘用制度和岗位管理制度为主要内容的人事管理制度。以专业技术能力、工作业绩和医德医风为主要评价标准，完善卫生专业技术人员职称评定制度。合理确定医务人员待遇水平，完善人员绩效考核制度，实行岗位绩效工资制度，体现医务人员的工作特点，充分调动医务人员的积极性。探索实行并规范注册医师多地点执业的方式，引导医务人员合理流动。

（十）改革公立医院补偿机制。

推进医药分开，改革以药补医机制，逐步将公立医院补偿由服务收费、药品加成收入和政府补助三个渠道改为服务收费和政府补助两个渠道。服务收费和政府补助由各地根据国家有关规定，考虑医院功能定位、医疗保障基金承受能力、本地财政能力、城乡居民收入水平和对价格调整的承受能力等因素合理确定。

合理调整医药价格，逐步取消药品加成政策。在成本核算的基础上，合理确定医疗技术服务价格，降低药品和大型医用设备检查治疗价格，加强医用耗材的价格管理。逐步取消药品加成政策，对公立医院由此而减少的合理收入，采取增设药事服务费、调整部分技术服务收费标准等措施，通过医疗保障基金支付和增加政府投入等途径予以补偿。药事服务费原则上按照药事服务成本，并综合考虑社会承受能力等因素合理确定，纳入基本医疗保障报销范围。也可以对医院销售药品开展差别加价试点，引导医院合理用药。

完善医疗保障支付制度改革。完善基本医疗保障费用支付方式，积极探索实行按病种付费、按人头付费、总额预付等方式，及时足额支付符合医疗保障政策和协议规定的费用；落实医疗救助、公益慈善事业的项目管理和支付制度；完善补充保险、商业健康保险和道路交通保险支付方式，有效减轻群众医药费用负担。在加强政府指导，合理确定医疗服务指导价格，合理控制医院医药总费用、次均费用的前提下，探索由医院（医院代表）和医疗保险经办机构谈判确定服务范围、支付方式、支付标准和服务质量要求。

加大政府投入。政府负责公立医院基本建设和大型设备购置、重点学科发展、符合国家规定的离退休人员费用和政策性亏损补贴等，对公立医院承担的公共卫生任务给予专项补助，保障政府指定的紧急救治、救灾、援外、支农、支边和支援社区等公共服务经费，对中医医院（民族医医院）、传染病医院、职业病防治院、精神病医院、妇产医院和儿童医院等在投入政策上予以倾斜。

（十一）加强公立医院管理。

加强医疗服务质量管理。健全和落实医院管理规章制度和人员岗位责任制，健全医疗质量管理组织，推行疾病诊疗规范和药物临床应用指南，规范临床检查、诊断、治疗、使用药物和植（介）入类医疗器械行为，持续提高医疗质量，保障患者安全。加强重点学科和人才队伍建设，提高医疗服务能力和水平。要规范各级各类公立医院配备使用国家基本药物的比例，建立健全国家基本药物采购供应管理制度，促进公立医院优先配备和合理使用基本药物。推广应用适宜技术和基本药物，在加强规范和保障质量的基础上逐步实行同级医疗机构检查结果互认，降低医疗服务成本。研究制订疾病诊疗规程并推广实施，推动病种规范化治疗。

改善医院服务。通过采取提供预约诊疗服务，畅通急诊绿色通道，优化服务流程，按病情分类诊疗等措施，努力缩短病人等候时间。建立患者投诉管理机制，及时有效处理患者投诉和医疗纠纷，构建和谐医患关系。

提高医院信息化水平。以医院管理和电子病历为重点推进公立医院信息化建设，提高管理和服务水平。研究制订医疗机构内部信息管理的规定和标准，充分利用现有资源逐步建立医院之间、上级医院和基层医疗卫生服务机构之间、医院和公共卫生机构、医保经办机构之间的互联互通机制，构建便捷、高效的医院信息平台。

（十二）改革公立医院监管机制。

实行全行业监管。加强卫生行政（含中医药管理）部门医疗服务监管职能，建立健全医疗服务监管机制。所有医疗卫生机构不论所有制、投资主体、隶属关系和经营性质，均由卫生行政（含中医药管理）部门实行统一规划、统一准入、统一监管。完善机构、人员、技术、设备的准入和退出机制，依法实行全行业监管。

加强公立医院医疗服务安全质量监管。充分依托现有的具有较高诊疗技术水平和质量管理水平的公立医院，建立完善国家、省、市（地）三级医疗质量安全控制评价体系和各级各专业医疗质量控制评价组织，加强医疗质量安全评价控制工作，持续改进医疗服务质量。完善各级各类医院管理评价制度，继续做好医院管理评审评价工作。

加强公立医院运行监管。卫生行政部门要加强对公立医院功能定位和发展规划的监管。严格控制公立医院建设规模、标准和贷款行为，加强大型医用设备配置管理。控制公立医院特需服务规模，公立医院提供特需服务的比例不超过全部医疗服务的10%。健全财务分析和报告制度，加强公立医院财务监管。建立健全公立医院财务审计和医院院长经济责任审计制度。

建立社会多方参与的监管制度，充分发挥社会各方面对公立医院的监督作用。全面推进医院信息公开制度，接受社会监督。强化医疗保障经办机构对医疗服务的监督制约作用，依照协议对医疗机构提供的服务进行监督，并纳入公立医院考核和评价内容中。充分发挥会计师事务所的审计监督作用，加强医疗行业协会（学会）在公立医院自律管理监督中的作用。建立医患纠纷第三方调解机制，积极发展医疗意外伤害保险和医疗责任保险，完善医疗纠纷调处机制，严厉打击"医闹"行为。

（十三）建立住院医师规范化培训制度。

逐步探索建立符合医学人才成长规律、适应我国国情的住院医师规范化培训制度，把住院医师培训作为全科医生、专科医生培养的必经环节。通过试点，探索完善住院医师规范化培训的制度模式、规范标准、体制机制和配套政策，建立住院医师规范化培训经费保障机制，完善编制管理、岗位设置、人员聘用和工资保障等人事保障机制和其他相关政策。试点期间重点为县级医院培养专科方向的住院医师，为城乡基层医疗卫生机构培养全科方向的临床医师。

（十四）加快推进多元化办医格局。

鼓励、支持和引导社会资本发展医疗卫生事业，加快形成投资主体多元化、投资方式多样化的办医体制。完善政策措施，鼓励社会力量举办非营利性医院。在区域卫生规划和医疗机构设置规划中，要给非公立医院留出足够空间。非公立医院在医保定点、科研立项、职称评定、继续教育等方面，与公立医院享有同等待遇，在服务准入、监督管理等方面一视同仁。政府可采取购买服务的方式由非公立医院承担公共卫生服务和公共服务。落实非营利性医院税收优惠政策，完善营利性医院税收优惠政策。加强对非公立医院的监管，引导非公立医院依法经营、加强管理、严格自律、健康发展。省级卫生行政部门会同有关部门，按照区域卫生规划和区域医疗机构设置规划，确定公立医院转制的范围、条件、程序和配套政策措施，积极稳妥地把部分公立医院转制为非公立医院，确保国有资产保值和职工合法权益。公立医院改制方案必须充分征求职工意见。允许商业保险机构参与公立医院转制重组。

四、试点的组织领导

（十五）试点的领导机制。

公立医院改革试点任务重、难度大，要充分认识公立医院改革的重要性、复杂性和艰巨性，切实加强对公立医院改革试点的领导。试点工作由国务院深化医药卫生体制改革领导小组（以下简称国务院医改领导小组）统一领导，试点城市人民政府和所在地省级人民政府负责实施，卫生部组织推动试点工作，加强对试点城市工作的指导、培训、评估和监督，其他有关部门积极支持配合。

（十六）试点的组织实施。

试点城市人民政府应建立试点工作领导机构，负责组织协调、指导和监督。根据《中共中央国务院关于深化医药卫生体制改革的意见》、国务院《医药卫生体制改革近期重点实施方案（2009—2011年）》和本《指导意见》要求，充分调研、多方论证、广泛征求意见，制订试点实施方案。实施方案应在坚持中央确定的方向和原则基础上，努力细化、实化、具体化，突出重点方面和关键环节，强调体制机制创新，深入探索，大胆尝试，力求有所突破，取得实效。试点实施方案由省级医改领导小组审核后组织实施，并报卫生部和国务院医改领导小组办公室备案。制订并落实试点的配套政策措施，协调解决试点工作中出现的问题，及时将重大问题向省级人民政府和国家有关部门报告。

（十七）试点的指导、评估和监督。

各省级人民政府要加强对试点城市的指导和支持。国务院有关部门各负其责，密切配合，加强对试点工作的指导和评估，及时总结试点情况，完善有关政策措施，推进试点工作积极稳妥地开展。

（十八）创造良好试点环境。

试点地区要做好舆论宣传工作，加强对公立医院改革试点工作重要意义、指导思想、基本原则、主要任务和政策措施的宣传，调动广大医务人员参与改革的积极性、主动性，争取广大人民群众和社会各界的理解和支持。卫生部门与宣传部门要紧密配合，加强对公立医院改革试点的舆情监测与研判，积极引导社会舆论，坚定改革信心，合理引导社会预期。

"健康中国2030" 规划纲要

目录
（略。）

序言

健康是促进人的全面发展的必然要求，是经济社会发展的基础条件。实现国民健康长寿，是国家富强、民族振兴的重要标志，也是全国各族人民的共同愿望。

党和国家历来高度重视人民健康。新中国成立以来特别是改革开放以来，我国健康领域改革发展取得显著成就，城乡环境面貌明显改善，全民健身运动蓬勃发展，医疗卫生服务体系日益健全，人民健康水平和身体素质持续提高。2015年我国人均预期寿命已达76.34岁，婴儿死亡率、5岁以下儿童死亡率、孕产妇死亡率分别下降到8.1‰、10.7‰和20.1/10万，总体上优于中高收入国家平均水平，为全面建成小康社会奠定了重要基础。同时，工业化、城镇化、人口老龄化、疾病谱变化、生态环境及生活方式变化等，也给维护和促进健康带来一系列新的挑战，健康服务供给总体不足与需求不断增长之间的矛盾依然突出，健康领域发展与经济社会发展的协调性有待增强，需要从国家战略层面统筹解决关系健康的重大和长远问题。

推进健康中国建设，是全面建成小康社会、基本实现社会主义现代化的重要基础，是全面提升中华民族健康素质、实现人民健康与经济社会协调发展的国家战略，是积极参与全球健康治理、履行2030年可持续发展议程国际承诺的重大举措。未来15年，是推进健康中国建设的重要战略机遇期。经济保持中高速增长将为维护人民健康奠定坚实基础，消费结构升级将为发展健康服务创造广阔空间，科技创新将为提高健康水平提供有力支撑，各方面制度更加成熟更加定型将为健康领域可持续发展构建强大保障。

为推进健康中国建设，提高人民健康水平，根据党的十八届五中全会战略部署，制定本规划纲要。本规划纲要是推进健康中国建设的宏伟蓝图和行动纲领。全社会要增强责任感、使命感，全力推进健康中国建设，为实现中华民族伟大复兴和推动人类文明进步做出更大贡献。

第一篇　总体战略

第一章　指导思想

推进健康中国建设，必须高举中国特色社会主义伟大旗帜，全面贯彻党的十八大和十八届三中、四中、五中全会精神，以马克思列宁主义、毛泽东思想、邓小平理论、"三个代表"重要思想、科学发展观为指导，深入学习贯彻习近平总书记系列重要讲话精神，紧紧围绕统筹推进"五位一体"总体布局和协调推进"四个全面"战略布局，认真落实党中央、国务院决策部署，坚持以人民为中心的发展思想，牢固树立和贯彻落实新发展理念，坚持正确的卫生与健康工作方针，以提高人民健康水平为核心，以体制机制改革创新为动力，以普及健康生活、优化健康服务、完善健康保障、建设健康环境、发展健康产业为重点，把健康融入所有政策，加快转变健康领域发展方式，全方位、全周期维护和保障人民健康，大幅提高健康水平，显著改善健康公平，为实现"两个一百年"奋斗目标和中华民族伟大复兴的中国梦提供坚实健康基础。

主要遵循以下原则：

——健康优先。把健康摆在优先发展的战略地位，立足国情，将促进健康的理念融入公共政策制定实施的全过程，加快形成有利于健康的生活方式、生态环境和经济社会发展模式，实现健康与经济社会良性协调发展。

——改革创新。坚持政府主导，发挥市场机制作用，加快关键环节改革步伐，冲破思想观念束缚，破除利益固化藩篱，清除体制机制障碍，发挥科技创新和信息化的引领支撑作用，形成具有中国特色、促进全民健康的制度体系。

——科学发展。把握健康领域发展规律，坚持预防为主、防治结合、中西医并重，转变服务模式，构建整合型医疗卫生服务体系，推动健康服务从规模扩张的粗放型发展转变到质量效益提升的绿色集约式发展，推动中医药和西医药相互补充、协调发展，提升健康服务水平。

——公平公正。以农村和基层为重点，推动健康领域基本公共服务均等化，维护基本医疗卫生服务的公益性，逐步缩小城乡、地区、人群间基本健康服务和健康水平的差异，实现全民健康覆盖，促进社会公平。

第二章　战略主题

"共建共享、全民健康"，是建设健康中国的战略主题。核心是以人民健康为中心，坚持以基层为重点，以改革创新为动力，预防为主，中西医并重，把健康融入所有政策，人民共建共享的卫生与健康工作方针，针对生活行为方式、生产生活环境以及医疗卫生服务等健康影响因素，坚持政府主导与调动社会、个人的积极性相结合，推动人人参与、人人尽力、人人享有，落实预防为主，推行健康生活方式，减少疾病发生，强化早诊断、早治疗、早康复，实现全民健康。

共建共享是建设健康中国的基本路径。从供给侧和需求侧两端发力，统筹社会、行业和个人三个层面，形成维护和促进健康的强大合力。要促进全社会广泛参与，强化跨部门协作，深化军民融合发展，调动社会力量的积极性和创造性，加强环境治理，保障食品药品安全，预防和减少伤害，有效控制影响健康的生态和社会环境危险因素，形成多层次、多元化的社会共治格局。要推动健康服务供给侧结构性改革，卫生计生、体育等行业要主动适应人民健康需求，深化体制机制改革，优化要素配置和服务供给，补齐发展短板，推动健康产业转型升级，满足人民群众不断增长的健康需求。要强化个人健康责任，提高全民健康素养，引导形成自主自律、符合自身特点的健康生活方式，有效控制影响健康的生活行为因素，形成热爱健康、追求健康、促进健康的社会氛围。

全民健康是建设健康中国的根本目的。立足全人群和全生命周期两个着力点，提供公平可及、系统连续的健康服务，实现更高水平的全民健康。要惠及全人群，不断完善制度、扩展服务、提高质量，使全体人民享有所需要的、有质量的、可负担的预防、治疗、康复、健康促进等健康服务，突出解决好妇女儿童、老年人、残疾人、低收入人群等重点人群的健康问题。要覆盖全生命周期，针对生命不同阶段的主要健康问题及主要影响因素，确定若干优先领域，强化干预，实现从胎儿到生命终点的全程健康服务和健康保障，全面维护人民健康。

第三章 战略目标

到 2020 年，建立覆盖城乡居民的中国特色基本医疗卫生制度，健康素养水平持续提高，健康服务体系完善高效，人人享有基本医疗卫生服务和基本体育健身服务，基本形成内涵丰富、结构合理的健康产业体系，主要健康指标居于中高收入国家前列。

到 2030 年，促进全民健康的制度体系更加完善，健康领域发展更加协调，健康生活方式得到普及，健康服务质量和健康保障水平不断提高，健康产业繁荣发展，基本实现健康公平，主要健康指标进入高收入国家行列。到 2050 年，建成与社会主义现代化国家相适应的健康国家。

到 2030 年具体实现以下目标：

——人民健康水平持续提升。人民身体素质明显增强，2030 年人均预期寿命达到 79.0 岁，人均健康预期寿命显著提高。

——主要健康危险因素得到有效控制。全民健康素养大幅提高，健康生活方式得到全面普及，有利于健康的生产生活环境基本形成，食品药品安全得到有效保障，消除一批重大疾病危害。

——健康服务能力大幅提升。优质高效的整合型医疗卫生服务体系和完善的全民健身公共服务体系全面建立，健康保障体系进一步完善，健康科技创新整体实力位居世界前列，健康服务质量和水平明显提高。

——健康产业规模显著扩大。建立起体系完整、结构优化的健康产业体系，形成一批具有较强创新能力和国际竞争力的大型企业，成为国民经济支柱性产业。

——促进健康的制度体系更加完善。有利于健康的政策法律法规体系进一步健全，健康领域治理体系和治理能力基本实现现代化。

健康中国建设主要指标

领域：健康水平 指标：人均预期寿命（岁）2015 年：76.34 2020 年：77.3 2030 年：79.0

领域：健康水平 指标：婴儿死亡率（‰）2015 年：8.1 2020 年：7.5 2030 年：5.0

领域：健康水平 指标：5 岁以下儿童死亡率（‰） 2015 年：10.7 2020 年：9.5 2030 年：6.0

领域：健康水平 指标：孕产妇死亡率（1/100 000） 2015 年：20.1 2020 年：18.0 2030 年：12.0

领域：健康水平 指标：城乡居民达到《国民体质测定标准》合格以上的人数比例（%） 2015 年：89.6（2014 年） 2020 年：90.6 2030 年：92.2

领域：健康生活 指标：居民健康素养水平（%） 2015 年：10 2020 年：20 2030 年：30

领域：健康生活 指标：经常参加体育锻炼人数（亿人）2015 年：3.6（2014 年） 2020 年：4.35 2030 年：5.3

领域：健康服务与保障　　指标：重大慢性病过早死亡率（%）　　2015年：19.1（2013年）　　2020年：比2015年降低10%　　2030年：比2015年降低30%

领域：健康服务与保障　　指标：每千常住人口执业（助理）医师数（人）

2015年：2.2　　2020年：2.5　　2030年：3.0

领域：健康服务与保障　　指标：个人卫生支出占卫生总费用的比重（%）

2015年：29.3　　2020年：28左右　　2030年：25左右

领域：健康环境　　指标：地级及以上城市空气质量优良天数比率（%）

2015年：76.7　　2020年：>80　　2030年：持续改善

领域：健康环境　　指标：地表水质量达到或好于Ⅲ类水体比例（%）

2015年：66　　2020年：>70　　2030年：持续改善

领域：健康产业　　指标：健康服务业总规模（万亿元）2015年：—　　2020年：>8

2030年：16

第二篇　普及健康生活

第四章　加强健康教育

第一节　提高全民健康素养

推进全民健康生活方式行动，强化家庭和高危个体健康生活方式指导及干预，开展健康体重、健康口腔、健康骨骼等专项行动，到2030年基本实现以县（市、区）为单位全覆盖。开发推广促进健康生活的适宜技术和用品。建立健康知识和技能核心信息发布制度，健全覆盖全国的健康素养和生活方式监测体系。建立健全健康促进与教育体系，提高健康教育服务能力，从小抓起，普及健康科学知识。加强精神文明建设，发展健康文化，移风易俗，培育良好的生活习惯。各级各类媒体加大健康科学知识宣传力度，积极建设和规范各类广播电视等健康栏目，利用新媒体拓展健康教育。

第二节　加大学校健康教育力度

将健康教育纳入国民教育体系，把健康教育作为所有教育阶段素质教育的重要内容。以中小学为重点，建立学校健康教育推进机制。构建相关学科教学与教育活动相结合、课堂教育与课外实践相结合、经常性宣传教育与集中式宣传教育相结合的健康教育模式。培养健康教育师资，将健康教育纳入体育教师职前教育和职后培训内容。

第五章　塑造自主自律的健康行为

第一节　引导合理膳食

制定实施国民营养计划，深入开展食物（农产品、食品）营养功能评价研究，全面普及膳食营养知识，发布适合不同人群特点的膳食指南，引导居民形成科学的膳食习惯，推进健康饮食文化建设。建立健全居民营养监测制度，对重点区域、重点人群实施营养干预，重点解决微量营养素缺乏、部分人群油脂等高热能食物摄入过多等问题，逐步解决居民营养不足与过剩并存问题。实施临床营养干预。加强对学校、幼儿园、养老机构等营养健康工作的指导。开展示范健康食堂和健康餐厅建设。到2030年，居民营养知识素养明显提高，营养缺乏疾病发生率显著下降，全国人均每日食盐摄入量降低20%，超重、肥胖人口增长速度明显放缓。

第二节　开展控烟限酒

全面推进控烟履约，加大控烟力度，运用价格、税收、法律等手段提高控烟成效。深入开展控烟宣传教育。积极推进无烟环境建设，强化公共场所控烟监督执法。推进公共场所禁烟工作，逐步实现室内公共场所全面禁烟。领导干部要带头在公共场所禁烟，把党政机关建成无烟机关。强化戒烟服务。到2030年，15岁以上人群吸烟率降低到20%。加强限酒健康教育，控制酒精过度使用，减少酗酒。加强有害使用酒精监测。

第三节 促进心理健康

加强心理健康服务体系建设和规范化管理。加大全民心理健康科普宣传力度，提升心理健康素养。加强对抑郁症、焦虑症等常见精神障碍和心理行为问题的干预，加大对重点人群心理问题早期发现和及时干预力度。加强严重精神障碍患者报告登记和救治救助管理。全面推进精神障碍社区康复服务。提高突发事件心理危机的干预能力和水平。到2030年，常见精神障碍防治和心理行为问题识别干预水平显著提高。

第四节 减少不安全性行为和毒品危害

强化社会综合治理，以青少年、育龄妇女及流动人群为重点，开展性道德、性健康和性安全宣传教育和干预，加强对性传播高危行为人群的综合干预，减少意外妊娠和性相关疾病传播。大力普及有关毒品危害、应对措施和治疗途径等知识。加强全国戒毒医疗服务体系建设，早发现、早治疗成瘾者。加强戒毒药物维持治疗与社区戒毒、强制隔离戒毒和社区康复的衔接。建立集生理脱毒、心理康复、就业扶持、回归社会于一体的戒毒康复模式，最大限度减少毒品社会危害。

第六章 提高全民身体素质

第一节 完善全民健身公共服务体系

统筹建设全民健身公共设施，加强健身步道、骑行道、全民健身中心、体育公园、社区多功能运动场等场地设施建设。到2030年，基本建成县乡村三级公共体育设施网络，人均体育场地面积不低于2.3平方米，在城镇社区实现15分钟健身圈全覆盖。推行公共体育设施免费或低收费开放，确保公共体育场地设施和符合开放条件的企事业单位体育场地设施全部向社会开放。加强全民健身组织网络建设，扶持和引导基层体育社会组织发展。

第二节 广泛开展全民健身运动

继续制定实施全民健身计划，普及科学健身知识和健身方法，推动全民健身生活化。组织社会体育指导员广泛开展全民健身指导服务。实施国家体育锻炼标准，发展群众健身休闲活动，丰富和完善全民健身体系。大力发展群众喜闻乐见的运动项目，鼓励开发适合不同人群、不同地域特点的特色运动项目，扶持推广太极拳、健身气功等民族民俗民间传统运动项目。

第三节 加强体医融合和非医疗健康干预

发布体育健身活动指南，建立完善针对不同人群、不同环境、不同身体状况的运动处方库，推动形成体医结合的疾病管理与健康服务模式，发挥全民科学健身在健康促进、慢性病预防和康复等方面的积极作用。加强全民健身科技创新平台和科学健身指导服务站点建设。开展国民体质测试，完善体质健康监测体系，开发应用国民体质健康监测大数据，开展运动风险评估。

第四节 促进重点人群体育活动

制定实施青少年、妇女、老年人、职业群体及残疾人等特殊群体的体质健康干预计划。实施青少年体育活动促进计划，培育青少年体育爱好，基本实现青少年熟练掌握1项以上体育运动技能，确保学生校内每天体育活动时间不少于1小时。到2030年，学校体育场地设施与器材配置达标率达到100%，青少年学生每周参与体育活动达到中等强度3次以上，国家学生体质健康标准达标优秀率25%以上。加强科学指导，促进妇女、老年人和职业群体积极参与全民健身。实行工间健身制度，鼓励和支持新建工作场所建设适当的健身活动场地。推动残疾人康复体育和健身体育广泛开展。

第三篇 优化健康服务

第七章 强化覆盖全民的公共卫生服务

第一节 防治重大疾病

实施慢性病综合防控战略，加强国家慢性病综合防控示范区建设。强化慢性病筛查和早期发现，针对高发地区重点癌症开展早诊早治工作，推动癌症、脑卒中、冠心病等慢性病的机会性筛查。基本实现高血压、糖尿病患者管理干预全覆盖，逐步将符合条件的癌症、脑卒中等重大慢性病早诊早治适宜技术纳入诊疗常规。加强学生近视、肥胖等常见病防治。到2030年，实现全人群、全生命周期的慢性病健康管理，总体癌症5年生存率提高15%。加强口腔卫生，12岁儿童患龋率控制在25%以内。

加强重大传染病防控。完善传染病监测预警机制。继续实施扩大国家免疫规划，适龄儿童国家免疫规划疫苗接种率维持在较高水平，建立预防接种异常反应补偿保险机制。加强艾滋病检测、抗病毒治疗和随访管理，全面落实临床用血核酸检测和预防艾滋病母婴传播，疫情保持在低流行水平。建立结核病防治综合服务模式，加强耐多药肺结核筛查和监测，规范肺结核诊疗管理，全国肺结核疫情持续下降。有效应对流感、手足口病、登革热、麻疹等重点传染病疫情。继续坚持以传染源控制为主的血吸虫病综合防治策略，全国所有流行县达到消除血吸虫病标准。继续巩固全国消除疟疾成果。全国所有流行县基本控制包虫病等重点寄生虫病流行。保持控制和消除重点地方病，地方病不再成为危害人民健康的重点问题。加强突发急性传染病防治，积极防范输入性突发急性传染病，加强鼠疫等传统烈性传染病防控。强化重大动物源性传染病的源头治理。

第二节 完善计划生育服务管理

健全人口与发展的综合决策体制机制，完善有利于人口均衡发展的政策体系。改革计划生育服务管理方式，更加注重服务家庭，构建以生育支持、幼儿养育、青少年发展、老人赡养、病残照料为主题的家庭发展政策框架，引导群众负责任、有计划地生育。完善国家计划生育技术服务政策，加大再生育计划生育技术服务保障力度。全面推行知情选择，普及避孕节育和生殖健康知识。完善计划生育家庭奖励扶助制度和特别扶助制度，实行奖励扶助金标准动态调整。坚持和完善计划生育目标管理责任制，完善宣传倡导、依法管理、优质服务、政策推动、综合治理的计划生育长效工作机制。建立健全出生人口监测工作机制。继续开展出生人口性别比治理。到2030年，全国出生人口性别比实现自然平衡。

第三节 推进基本公共卫生服务均等化

继续实施完善国家基本公共卫生服务项目和重大公共卫生服务项目，加强疾病经济负担研究，适时调整项目经费标准，不断丰富和拓展服务内容，提高服务质量，使城乡居民享有均等化的基本公共卫生服务，做好流动人口基本公共卫生计生服务均等化工作。

第八章　提供优质高效的医疗服务

第一节　完善医疗卫生服务体系

全面建成体系完整、分工明确、功能互补、密切协作、运行高效的整合型医疗卫生服务体系。县和市域内基本医疗卫生资源按常住人口和服务半径合理布局，实现人人享有均等化的基本医疗卫生服务；省级及以上分区域统筹配置，整合推进区域医疗资源共享，基本实现优质医疗卫生资源配置均衡化，省域内人人享有均质化的危急重症、疑难病症诊疗和专科医疗服务；依托现有机构，建设一批引领国内、具有全球影响力的国家级医学中心，建设一批区域医学中心和国家临床重点专科群，推进京津冀、长江经济带等区域医疗卫生协同发展，带动医疗服务区域发展和整体水平提升。加强康复、老年病、长期护理、慢性病管理、安宁疗护等接续性医疗机构建设。实施健康扶贫工程，加大对中西部贫困地区医疗卫生机构建设支持力度，提升服务能力，保障贫困人口健康。到2030年，15分钟基本医疗卫生服务圈基本形成，每千常住人口注册护士数达到4.7人。

第二节　创新医疗卫生服务供给模式

建立专业公共卫生机构、综合和专科医院、基层医疗卫生机构"三位一体"的重大疾病防控机制，建立信息共享、互联互通机制，推进慢性病防、治、管整体融合发展，实现医防结合。建立不同层级、不同类别、不同举办主体医疗卫生机构间目标明确、权责清晰的分工协作机制，不断完善服务网络、运行机制和激励机制，基层普遍具备居民健康守门人的能力。完善家庭医生签约服务，全面建立成熟完善的分级诊疗制度，形成基层首诊、双向转诊、上下联动、急慢分治的合理就医秩序，健全治疗-康复-长期护理服务链。引导三级公立医院逐步减少普通门诊，重点发展危急重症、疑难病症诊疗。完善医疗联合体、医院集团等多种分工协作模式，提高服务体系整体绩效。加快医疗卫生领域军民融合，积极发挥军队医疗卫生机构作用，更好为人民服务。

第三节　提升医疗服务水平和质量

建立与国际接轨、体现中国特色的医疗质量管理与控制体系，基本健全覆盖主要专业的国家、省、市三级医疗质量控制组织，推出一批国际化标准规范。建设医疗质量管理与控制信息化平台，实现全行业全方位精准、实时管理与控制，持续改进医疗质量和医疗安全，提升医疗服务同质化程度，再住院率、抗菌药物使用率等主要医疗服务质量指标达到或接近世界先进水平。全面实施临床路径管理，规范诊疗行为，优化诊疗流程，增强患者就医获得感。推进合理用药，保障临床用血安全，基本实现医疗机构检查、检验结果互认。加强医疗服务人文关怀，构建和谐医患关系。依法严厉打击涉医违法犯罪行为特别是伤害医务人员的暴力犯罪行为，保护医务人员安全。

第九章　充分发挥中医药独特优势

第一节　提高中医药服务能力

实施中医临床优势培育工程，强化中医药防治优势病种研究，加强中西医结合，提高重大疑难病、危急重症临床疗效。大力发展中医非药物疗法，使其在常见病、多发病和慢性病防治中发挥独特作用。发展中医特色康复服务。健全覆盖城乡的中医医疗保健服务体系。在乡镇卫生院和社区卫生服务中心建立中医馆、国医堂等中医综合服务区，推广适宜技术，所有基层医疗卫生机构都能够提供中医药服务。促进民族医药发展。到2030年，中医药在治未病中的主导作用、在重大疾病治疗中的协同作用、在疾病康复中的核心作用得到充分发挥。

第二节 发展中医养生保健治未病服务

实施中医治未病健康工程，将中医药优势与健康管理结合，探索融健康文化、健康管理、健康保险为一体的中医健康保障模式。鼓励社会力量举办规范的中医养生保健机构，加快养生保健服务发展。拓展中医医院服务领域，为群众提供中医健康咨询评估、干预调理、随访管理等治未病服务。鼓励中医医疗机构、中医医师为中医养生保健机构提供保健咨询和调理等技术支持。开展中医中药中国行活动，大力传播中医药知识和易于掌握的养生保健技术方法，加强中医药非物质文化遗产的保护和传承运用，实现中医药健康养生文化创造性转化、创新性发展。

第三节 推进中医药继承创新

实施中医药传承创新工程，重视中医药经典医籍研读及挖掘，全面系统继承历代各家学术理论、流派及学说，不断弘扬当代名老中医药专家学术思想和临床诊疗经验，挖掘民间诊疗技术和方药，推进中医药文化传承与发展。建立中医药传统知识保护制度，制定传统知识保护名录。融合现代科技成果，挖掘中药方剂，加强重大疑难疾病、慢性病等中医药防治技术和新药研发，不断推动中医药理论与实践发展。发展中医药健康服务，加快打造全产业链服务的跨国公司和国际知名的中国品牌，推动中医药走向世界。保护重要中药资源和生物多样性，开展中药资源普查及动态监测。建立大宗、道地和濒危药材种苗繁育基地，提供中药材市场动态监测信息，促进中药材种植业绿色发展。

第十章 加强重点人群健康服务

第一节 提高妇幼健康水平

实施母婴安全计划，倡导优生优育，继续实施住院分娩补助制度，向孕产妇免费提供生育全过程的基本医疗保健服务。加强出生缺陷综合防治，构建覆盖城乡居民，涵盖孕前、孕期、新生儿各阶段的出生缺陷防治体系。实施健康儿童计划，加强儿童早期发展，加强儿科建设，加大儿童重点疾病防治力度，扩大新生儿疾病筛查，继续开展重点地区儿童营养改善等项目。提高妇女常见病筛查率和早诊早治率。实施妇幼健康和计划生育服务保障工程，提升孕产妇和新生儿危急重症救治能力。

第二节 促进健康老龄化

推进老年医疗卫生服务体系建设，推动医疗卫生服务延伸至社区、家庭。健全医疗卫生机构与养老机构合作机制，支持养老机构开展医疗服务。推进中医药与养老融合发展，推动医养结合，为老年人提供治疗期住院、康复期护理、稳定期生活照料、安宁疗护一体化的健康和养老服务，促进慢性病全程防治管理服务同居家、社区、机构养老紧密结合。鼓励社会力量兴办医养结合机构。加强老年常见病、慢性病的健康指导和综合干预，强化老年人健康管理。推动开展老年心理健康与关怀服务，加强老年痴呆症等的有效干预。推动居家老人长期照护服务发展，全面建立经济困难的高龄、失能老人补贴制度，建立多层次长期护理保障制度。进一步完善政策，使老年人更便捷获得基本药物。

第三节 维护残疾人健康

制定实施残疾预防和残疾人康复条例。加大符合条件的低收入残疾人医疗救助力度，将符合条件的残疾人医疗康复项目按规定纳入基本医疗保险支付范围。建立残疾儿童康复救助制度，有条件的地方对残疾人基本型辅助器具给予补贴。将残疾人康复纳入基本公共服务，实施精准康复，为城乡贫困残疾人、重度残疾人提供基本康复服务。完善医疗机构无障碍设施，改善残疾人医疗服务。进一步完善康复服务体系，加强残疾人康复和托养设施建设，建立医疗机构与残疾人专业康复机构双向转诊机制，推动基层医疗卫生机构优先为残疾人提供基本医疗、公共卫生和健康管理等签约服务。制定实施国家残疾预防行动计划，增强全社会残疾预防意识，开展全人群、全生命周期残疾预防，有效控制残疾的发生和发展。加强对致残疾病及其他致残因素的防控。推动国家残疾预防综合试验区试点工作。继续开展防盲治盲和防聋治聋工作。

第四篇　完善健康保障

第十一章　健全医疗保障体系

第一节　完善全民医保体系

健全以基本医疗保障为主体、其他多种形式补允保险和商业健康保险为补充的多层次医疗保障体系。整合城乡居民基本医保制度和经办管理。健全基本医疗保险稳定可持续筹资和待遇水平调整机制，实现基金中长期精算平衡。完善医保缴费参保政策，均衡单位和个人缴费负担，合理确定政府与个人分担比例。改进职工医保个人账户，开展门诊统筹。进一步健全重特大疾病医疗保障机制，加强基本医保、城乡居民大病保险、商业健康保险与医疗救助等的有效衔接。到2030年，全民医保体系成熟定型。

第二节　健全医保管理服务体系

严格落实医疗保险基金预算管理。全面推进医保支付方式改革，积极推进按病种付费、按人头付费，积极探索按疾病诊断相关分组付费（DRGs）、按服务绩效付费，形成总额预算管理下的复合式付费方式，健全医保经办机构与医疗机构的谈判协商与风险分担机制。加快推进基本医保异地就医结算，实现跨省异地安置退休人员住院医疗费用直接结算和符合转诊规定的异地就医住院费用直接结算。全面实现医保智能监控，将医保对医疗机构的监管延伸到医务人员。逐步引入社会力量参与医保经办。加强医疗保险基础标准建设和应用。到2030年，全民医保管理服务体系完善高效。

第三节　积极发展商业健康保险

落实税收等优惠政策，鼓励企业、个人参加商业健康保险及多种形式的补充保险。丰富健康保险产品，鼓励开发与健康管理服务相关的健康保险产品。促进商业保险公司与医疗、体检、护理等机构合作，发展健康管理组织等新型组织形式。到2030年，现代商业健康保险服务业进一步发展，商业健康保险赔付支出占卫生总费用比重显著提高。

第十二章　完善药品供应保障体系

第一节　深化药品、医疗器械流通体制改革

推进药品、医疗器械流通企业向供应链上下游延伸开展服务，形成现代流通新体系。规范医药电子商务，丰富药品流通渠道和发展模式。推广应用现代物流管理与技术，健全中药材现代流通网络与追溯体系。落实医疗机构药品、耗材采购主体地位，鼓励联合采购。完善国家药品价格谈判机制。建立药品出厂价格信息可追溯机制。强化短缺药品供应保障和预警，完善药品储备制度和应急供应机制。建设遍及城乡的现代医药流通网络，提高基层和边远地区药品供应保障能力。

第二节　完善国家药物政策

巩固完善国家基本药物制度，推进特殊人群基本药物保障。完善现有免费治疗药品政策，增加艾滋病防治等特殊药物免费供给。保障儿童用药。完善罕见病用药保障政策。建立以基本药物为重点的临床综合评价体系。按照政府调控和市场调节相结合的原则，完善药品价格形成机制。强化价格、医保、采购等政策的衔接，坚持分类管理，加强对市场竞争不充分药品和高值医用耗材的价格监管，建立药品价格信息监测和信息公开制度，制定完善医保药品支付标准政策。

第五篇　建设健康环境

第十三章　深入开展爱国卫生运动

第一节　加强城乡环境卫生综合整治

持续推进城乡环境卫生整洁行动，完善城乡环境卫生基础设施和长效机制，统筹治理城乡环境卫生问题。加大农村人居环境治理力度，全面加强农村垃圾治理，实施农村生活污水治理工程，大力推广清洁能源。到2030年，努力把我国农村建设成为人居环境干净整洁、适合居民生活养老的美丽家园，实现人与自然和谐发展。实施农村饮水安全巩固提升工程，推动城镇供水设施向农村延伸，进一步提高农村集中供水率、自来水普及率、水质达标率和供水保证率，全面建立从源头到龙头的农村饮水安全保障体系。加快无害化卫生厕所建设，力争到2030年，全国农村居民基本都能用上无害化卫生厕所。实施以环境治理为主的病媒生物综合预防控制策略。深入推进国家卫生城镇创建，力争到2030年，国家卫生城市数量提高到全国城市总数的50%，有条件的省（自治区、直辖市）实现全覆盖。

第二节　建设健康城市和健康村镇

把健康城市和健康村镇建设作为推进健康中国建设的重要抓手，保障与健康相关的公共设施用地需求，完善相关公共设施体系、布局和标准，把健康融入城乡规划、建设、治理的全过程，促进城市与人民健康协调发展。针对当地居民主要健康问题，编制实施健康城市、健康村镇发展规划。广泛开展健康社区、健康村镇、健康单位、健康家庭等建设，提高社会参与度。重点加强健康学校建设，加强学生健康危害因素监测与评价，完善学校食品安全管理、传染病防控等相关政策。加强健康城市、健康村镇建设监测与评价。到2030年，建成一批健康城市、健康村镇建设的示范市和示范村镇。

第十四章　加强影响健康的环境问题治理

第一节　深入开展大气、水、土壤等污染防治

以提高环境质量为核心，推进联防联控和流域共治，实行环境质量目标考核，实施最严格的环境保护制度，切实解决影响广大人民群众健康的突出环境问题。深入推进产业园区、新城、新区等开发建设规划环评，严格建设项目环评审批，强化源头预防。深化区域大气污染联防联控，建立常态化区域协作机制。完善重度及以上污染天气的区域联合预警机制。全面实施城市空气质量达标管理，促进全国城市环境空气质量明显改善。推进饮用水水源地安全达标建设。强化地下水管理和保护，推进地下水超采区治理与污染综合防治。开展国家土壤环境质量监测网络建设，建立建设用地土壤环境质量调查评估制度，开展土壤污染治理与修复。以耕地为重点，实施农用地分类管理。全面加强农业面源污染防治，有效保护生态系统和遗传多样性。加强噪声污染防控。

第二节　实施工业污染源全面达标排放计划

全面实施工业污染源排污许可管理，推动企业开展自行监测和信息公开，建立排污台账，实现持证按证排污。加快淘汰高污染、高环境风险的工艺、设备与产品。开展工业集聚区污染专项治理。以钢铁、水泥、石化等行业为重点，推进行业达标排放改造。

第二节　建立健全环境与健康监测、调查和风险评估制度

逐步建立健全环境与健康管理制度。开展重点区域、流域、行业环境与健康调查，建立覆盖污染源监测、环境质量监测、人群暴露监测和健康效应监测的环境与健康综合监测网络及风险评估体系。实施环境与健康风险管理。划定环境健康高风险区域，开展环境污染对人群健康影响的评价，探索建立高风险区域重点项目健康风险评估制度。建立环境健康风险沟通机制。建立统一的环境信息公开平台，全面推进环境信息公开。推进县级及以上城市空气质量监测和信息发布。

第十五章　保障食品药品安全

第一节　加强食品安全监管

完善食品安全标准体系，实现食品安全标准与国际标准基本接轨。加强食品安全风险监测评估，到2030年，食品安全风险监测与食源性疾病报告网络实现全覆盖。全面推行标准化、清洁化农业生产，深入开展农产品质量安全风险评估，推进农兽药残留、重金属污染综合治理，实施兽药抗菌药治理行动。加强对食品原产地指导监管，完善农产品市场准入制度。建立食用农产品全程追溯协作机制，完善统一权威的食品安全监管体制，建立职业化检查员队伍，加强检验检测能力建设，强化日常监督检查，扩大产品抽检覆盖面。加强互联网食品经营治理。加强进口食品准入管理，加大对境外源头食品安全体系检查力度，有序开展进口食品指定口岸建设。推动地方政府建设出口食品农产品质量安全示范区。推进食品安全信用体系建设，完善食品安全信息公开制度。健全从源头到消费全过程的监管格局，严守从农田到餐桌的每一道防线，让人民群众吃得安全、吃得放心。

第二节　强化药品安全监管

深化药品（医疗器械）审评审批制度改革，研究建立以临床疗效为导向的审批制度，提高药品（医疗器械）审批标准。加快创新药（医疗器械）和临床急需新药（医疗器械）的审评审批，推进仿制药质量和疗效一致性评价。完善国家药品标准体系，实施医疗器械标准提高计划，积极推进中药（材）标准国际化进程。全面加强药品监管，形成全品种、全过程的监管链条。加强医疗器械和化妆品监管。

第十六章　完善公共安全体系

第一节　强化安全生产和职业健康

加强安全生产，加快构建风险等级管控、隐患排查治理两条防线，切实降低重特大事故发生频次和危害后果。强化行业自律和监督管理职责，推动企业落实主体责任，推进职业病危害源头治理，强化矿山、危险化学品等重点行业领域安全生产监管。开展职业病危害基本情况普查，健全有针对性的健康干预措施。进一步完善职业安全卫生标准体系，建立完善重点职业病监测与职业病危害因素监测、报告和管理网络，遏制尘肺病和职业中毒高发势头。建立分级分类监管机制，对职业病危害高风险企业实施重点监管。开展重点行业领域职业病危害专项治理。强化职业病报告制度，开展用人单位职业健康促进工作，预防和控制工伤事故及职业病发生。加强全国个人辐射剂

量管理和放射诊疗辐射防护。

第二节 促进道路交通安全

加强道路交通安全设施设计、规划和建设，组织实施公路安全生命防护工程，治理公路安全隐患。严格道路运输安全管理，提升企业安全自律意识，落实运输企业安全生产主体责任。强化安全运行监管能力和安全生产基础支撑。进一步加强道路交通安全治理，提高车辆安全技术标准，提高机动车驾驶人和交通参与者综合素质。到2030年，力争实现道路交通万车死亡率下降30%。

第三节 预防和减少伤害

建立伤害综合监测体系，开发重点伤害干预技术指南和标准。加强儿童和老年人伤害预防和干预，减少儿童交通伤害、溺水和老年人意外跌落，提高儿童玩具和用品安全标准。预防和减少自杀、意外中毒。建立消费品质量安全事故强制报告制度，建立产品伤害监测体系，强化重点领域质量安全监管，减少消费品安全伤害。

第四节 提高突发事件应急能力

加强全民安全意识教育。建立健全城乡公共消防设施建设和维护管理责任机制，到2030年，城乡公共消防设施基本实现全覆盖。提高防灾减灾和应急能力。完善突发事件卫生应急体系，提高早期预防、及时发现、快速反应和有效处置能力。建立包括军队医疗卫生机构在内的海陆空立体化的紧急医学救援体系，提升突发事件紧急医学救援能力。到2030年，建立起覆盖全国、较为完善的紧急医学救援网络，突发事件卫生应急处置能力和紧急医学救援能力达到发达国家水平。进一步健全医疗急救体系，提高救治效率。到2030年，力争将道路交通事故死伤比基本降低到中等发达国家水平。

第五节 健全口岸公共卫生体系

建立全球传染病疫情信息智能监测预警、口岸精准检疫的口岸传染病预防控制体系和种类齐全的现代口岸核生化有害因子防控体系，建立基于源头防控、境内外联防联控的口岸突发公共卫生事件应对机制，健全口岸病媒生物及各类重大传染病监测控制机制，主动预防、控制和应对境外突发公共卫生事件。持续巩固和提升口岸核心能力，创建国际卫生机场（港口）。完善国际旅行与健康信息网络，提供及时有效的国际旅行健康指导，建成国际一流的国际旅行健康服务体系，保障出入境人员健康安全。

提高动植物疫情疫病防控能力，加强进境动植物检疫风险评估准入管理，强化外来动植物疫情疫病和有害生物查验截获、检测鉴定、除害处理、监测防控规范化建设，健全对购买和携带人员、单位的问责追究体系，防控国际动植物疫情疫病及有害生物跨境传播。健全国门生物安全查验机制，有效防范物种资源丧失和外来物种入侵。

第六篇 发展健康产业

第十七章 优化多元办医格局

进一步优化政策环境，优先支持社会力量举办非营利性医疗机构，推进和实现非营利性民营医院与公立医院同等待遇。鼓励医师利用业余时间、退休医师到基层医疗卫生机构执业或开设工作室。个体诊所设置不受规划布局限制。破除社会力量进入医疗领域的不合理限制和隐性壁垒。逐步扩大外资兴办医疗机构的范围。加大政府购买服务的力度，支持保险业投资、设立医疗机构，推动非公立医疗机构向高水平、规模化方向发展，鼓励发展专业性医院管理集团。加强政府监管、行业自律与社会监督，促进非公立医疗机构规范发展。

第十八章　发展健康服务新业态

积极促进健康与养老、旅游、互联网、健身休闲、食品融合，催生健康新产业、新业态、新模式。发展基于互联网的健康服务，鼓励发展健康体检、咨询等健康服务，促进个性化健康管理服务发展，培育一批有特色的健康管理服务产业，探索推进可穿戴设备、智能健康电子产品和健康医疗移动应用服务等发展。规范发展母婴照料服务。培育健康文化产业和体育医疗康复产业。制定健康医疗旅游行业标准、规范，打造具有国际竞争力的健康医疗旅游目的地。大力发展中医药健康旅游。打造一批知名品牌和良性循环的健康服务产业集群，扶持一大批中小微企业配套发展。

引导发展专业的医学检验中心、医疗影像中心、病理诊断中心和血液透析中心等。支持发展第三方医疗服务评价、健康管理服务评价，以及健康市场调查和咨询服务。鼓励社会力量提供食品药品检测服务。完善科技中介体系，大力发展专业化、市场化医药科技成果转化服务。

第十九章　积极发展健身休闲运动产业

进一步优化市场环境，培育多元主体，引导社会力量参与健身休闲设施建设运营。推动体育项目协会改革和体育场馆资源所有权、经营权分离改革，加快开放体育资源，创新健身休闲运动项目推广普及方式，进一步健全政府购买体育公共服务的体制机制，打造健身休闲综合服务体。鼓励发展多种形式的体育健身俱乐部，丰富业余体育赛事，积极培育冰雪、山地、水上、汽摩、航空、极限、马术等具有消费引领特征的时尚休闲运动项目，打造具有区域特色的健身休闲示范区、健身休闲产业带。

第二十章　促进医药产业发展

第一节　加强医药技术创新

完善政产学研用协同创新体系，推动医药创新和转型升级。加强专利药、中药新药、新型制剂、高端医疗器械等创新能力建设，推动治疗重大疾病的专利到期药物实现仿制上市。大力发展生物药、化学药新品种、优质中药、高性能医疗器械、新型辅料包材和制药设备，推动重大药物产业化，加快医疗器械转型升级，提高具有自主知识产权的医学诊疗设备、医用材料的国际竞争力。加快发展康复辅助器具产业，增强自主创新能力。健全质量标准体系，提升质量控制技术，实施绿色和智能改造升级，到 2030 年，药品、医疗器械质量标准全面与国际接轨。

第二节　提升产业发展水平

发展专业医药园区，支持组建产业联盟或联合体，构建创新驱动、绿色低碳、智能高效的先进制造体系，提高产业集中度，增强中高端产品供给能力。大力发展医疗健康服务贸易，推动医药企业走出去和国际产业合作，提高国际竞争力。到 2030 年，具有自主知识产权新药和诊疗装备国际市场份额大幅提高，高端医疗设备市场国产化率大幅提高，实现医药工业中高速发展和向中高端迈进，跨入世界制药强国行列。推进医药流通行业转型升级，减少流通环节，提高流通市场集中度，形成一批跨国大型药品流通企业。

第七篇　健全支撑与保障

第二十一章　深化体制机制改革

第一节　把健康融入所有政策

加强各部门各行业的沟通协作，形成促进健康的合力。全面建立健康影响评价评估制度，系统评估各项经济社会发展规划和政策、重大工程项目对健康的影响，健全监督机制。畅通公众参与渠道，加强社会监督。

第二节　全面深化医药卫生体制改革

加快建立更加成熟定型的基本医疗卫生制度，维护公共医疗卫生的公益性，有效控制医药费用不合理增长，不断解决群众看病就医问题。推进政事分开、管办分开，理顺公立医疗卫生机构与政府的关系，建立现代公立医院管理制度。清晰划分中央和地方以及地方各级政府医药卫生管理事权，实施属地化和全行业管理。推进军队医院参加城市公立医院改革、纳入国家分级诊疗体系工作。健全卫生计生全行业综合监管体系。

第三节　完善健康筹资机制

健全政府健康领域相关投入机制，调整优化财政支出结构，加大健康领域投入力度，科学合理界定中央政府和地方政府支出责任，履行政府保障基本健康服务需求的责任。中央财政在安排相关转移支付时对经济欠发达地区予以倾斜，提高资金使用效益。建立结果导向的健康投入机制，开展健康投入绩效监测和评价。充分调动社会组织、企业等的积极性，形成多元筹资格局。鼓励金融等机构创新产品和服务，完善扶持措施。大力发展慈善事业，鼓励社会和个人捐赠与互助。

第四节　加快转变政府职能

进一步推进健康相关领域简政放权、放管结合、优化服务。继续深化药品、医疗机构等审批改革，规范医疗机构设置审批行为。推进健康相关部门依法行政，推进政务公开和信息公开。加强卫生计生、体育、食品药品等健康领域监管创新，加快构建事中和事后监管体系，全面推开"双随机、一公开"机制建设。推进综合监管，加强行业自律和诚信建设，鼓励行业协会商会发展，充分发挥社会力量在监管中的作用，促进公平竞争，推动健康相关行业科学发展，简化健康领域公共服务流程，优化政府服务，提高服务效率。

第二十二章　加强健康人力资源建设

第一节　加强健康人才培养培训

加强医教协同，建立完善医学人才培养供需平衡机制。改革医学教育制度，加快建成适应行业特点的院校教育、毕业后教育、继续教育三阶段有机衔接的医学人才培养培训体系。完善医学教育质量保障机制，建立与国际医学教育实质等效的医学专业认证制度。以全科医生为重点，加强基层人才队伍建设。完善住院医师与专科医师培养培训制度，建立公共卫生与临床医学复合型高层次人才培养机制。强化面向全员的继续医学教育制度。加大基层和偏远地区扶持力度。加强全科、儿科、产科、精神科、病理、护理、助产、康复、心理健康等急需紧缺专业人才培养培训。加强药师和中医药健康服务、卫生应急、卫生信息化复合人才队伍建设。加强高层次人才队伍建设，引进和培养一批具有国际领先水平的学科带头人。推进卫生管理人员专业化、职业化。调整优化适应健康服务产业发展的医学教育专业结构，加大养老护理员、康复治疗师、心理咨询师等健康人才培养培训力度。支持建立以国家健康医疗开放大学为基础、中国健康医疗教育慕课联盟为支撑的健康教育培训云平台，便捷医务人员终身教育。加强社会体育指导员队伍建设，到2030年，实现每千人拥有社会体育指导员2.3名。

第二节　创新人才使用评价激励机制

落实医疗卫生机构用人自主权，全面推行聘用制，形成能进能出的灵活用人机制。

落实基层医务人员工资政策。创新医务人员使用、流动与服务提供模式，积极探索医师自由执业、医师个体与医疗机构签约服务或组建医生集团。建立符合医疗卫生行业特点的人事薪酬制度。对接国际通行模式，进一步优化和完善护理、助产、医疗辅助服务、医疗卫生技术等方面人员评价标准。创新人才评价机制，不将论文、外语、科研等作为基层卫生人才职称评审的硬性要求，健全符合全科医生岗位特点的人才评价机制。

第二十三章 推动健康科技创新

第一节 构建国家医学科技创新体系

大力加强国家临床医学研究中心和协同创新网络建设，进一步强化实验室、工程中心等科研基地能力建设，依托现有机构推进中医药临床研究基地和科研机构能力建设，完善医学研究科研基地布局。加强资源整合和数据交汇，统筹布局国家生物医学大数据、生物样本资源、实验动物资源等资源平台，建设心脑血管、肿瘤、老年病等临床医学数据示范中心。实施中国医学科学院医学与健康科技创新工程。加快生物医药和大健康产业基地建设，培育健康产业高新技术企业，打造一批医学研究和健康产业创新中心，促进医研企结合，推进医疗机构、科研院所、高等学校和企业等创新主体高效协同。加强医药成果转化推广平台建设，促进医学成果转化推广。建立更好的医学创新激励机制和以应用为导向的成果评价机制，进一步健全科研基地、生物安全、技术评估、医学研究标准与规范、医学伦理与科研诚信、知识产权等保障机制，加强科卫协同、军民融合、省部合作，有效提升基础前沿、关键共性、社会公益和战略高科技的研究水平。

第二节 推进医学科技进步

启动实施脑科学与类脑研究、健康保障等重大科技项目和重大工程，推进国家科技重大专项、国家重点研发计划重点专项等科技计划。发展组学技术、干细胞与再生医学、新型疫苗、生物治疗等医学前沿技术，加强慢病防控、精准医学、智慧医疗等关键技术突破，重点部署创新药物开发、医疗器械国产化、中医药现代化等任务，显著增强重大疾病防治和健康产业发展的科技支撑能力。力争到2030年，科技论文影响力和三方专利总量进入国际前列，进一步提高科技创新对医药工业增长贡献率和成果转化率。

第二十四章 建设健康信息化服务体系

第一节 完善人口健康信息服务体系建设

全面建成统一权威、互联互通的人口健康信息平台，规范和推动"互联网+健康医疗"服务，创新互联网健康医疗服务模式，持续推进覆盖全生命周期的预防、治疗、康复和自主健康管理一体化的国民健康信息服务。实施健康中国云服务计划，全面建立远程医疗应用体系，发展智慧健康医疗便民惠民服务。建立人口健康信息化标准体系和安全保护机制。做好公民入伍前与退伍后个人电子健康档案军地之间接续共享。到2030年，实现国家省市县四级人口健康信息平台互通共享、规范应用，人人拥有规范化的电子健康档案和功能完备的健康卡，远程医疗覆盖省市县乡四级医疗卫生机构，全面实现人口健康信息规范管理和使用，满足个性化服务和精准化医疗的需求。

第二节 推进健康医疗大数据应用

加强健康医疗大数据应用体系建设，推进基于区域人口健康信息平台的医疗健康大数据开放共享、深度挖掘和广泛应用。消除数据壁垒，建立跨部门跨领域密切配合、统一归口的健康医疗数据共享机制，实现公共卫生、计划生育、医疗服务、医疗保障、药品供应、综合管理等应用信息系统数据采集、集成共享和业务协同。建立和完善全国健康医疗数据资源目录体系，全面深化健康医疗大数据在行业治理、临床和科研、公共卫生、教育培训等领域的应用，培育健康医疗大数据应用新业态。加强健康医疗大数据相关法规和标准体系建设，强化国家、区域人口健康信息工程技术能力，制定分级分类分域的数据应用政策规范，推进网络可信体系建设，注重内容安全、数据安全和技术安全，加强健康医疗数据安全保障和患者隐私保护。加强互联网健康服务监管。

第二十五章　加强健康法治建设

推动颁布并实施基本医疗卫生法、中医药法，修订实施药品管理法，加强重点领域法律法规的立法和修订工作，完善部门规章和地方政府规章，健全健康领域标准规范和指南体系。强化政府在医疗卫生、食品、药品、环境、体育等健康领域的监管职责，建立政府监管、行业自律和社会监督相结合的监督管理体制。加强健康领域监督执法体系和能力建设。

第二十六章　加强国际交流合作

实施中国全球卫生战略，全方位积极推进人口健康领域的国际合作。以双边合作机制为基础，创新合作模式，加强人文交流，促进我国和"一带一路"沿线国家卫生合作。加强南南合作，落实中非公共卫生合作计划，继续向发展中国家派遣医疗队员，重点加强包括妇幼保健在内的医疗援助，重点支持疾病预防控制体系建设。加强中医药国际交流与合作。充分利用国家高层战略对话机制，将卫生纳入大国外交议程。积极参与全球卫生治理，在相关国际标准、规范、指南等的研究、谈判与制定中发挥影响，提升健康领域国际影响力和制度性话语权。

第八篇　强化组织实施

第二十七章　加强组织领导

完善健康中国建设推进协调机制，统筹协调推进健康中国建设全局性工作，审议重大项目、重大政策、重大工程、重大问题和重要工作安排，加强战略谋划，指导部门、地方开展工作。

各地区各部门要将健康中国建设纳入重要议事日程，健全领导体制和工作机制，将健康中国建设列入经济社会发展规划，将主要健康指标纳入各级党委和政府考核指标，完善考核机制和问责制度，做好相关任务的实施落实工作。注重发挥工会、共青团、妇联、残联等群团组织以及其他社会组织的作用，充分发挥民主党派、工商联和无党派人士作用，最大限度凝聚全社会共识和力量。

第二十八章　营造良好社会氛围

大力宣传党和国家关于维护促进人民健康的重大战略思想和方针政策，宣传推进健康中国建设的重大意义、总体战略、目标任务和重大举措。加强正面宣传、舆论监督、科学引导和典型报道，增强社会对健康中国建设的普遍认知，形成全社会关心支持健康中国建设的良好社会氛围。

第二十九章　做好实施监测

制定实施五年规划等政策文件，对本规划纲要各项政策和措施进行细化完善，明确各个阶段所要实施的重大工程、重大项目和重大政策。建立常态化、经常化的督查考核机制，强化激励和问责。建立健全监测评价机制，制定规划纲要任务部门分工方案和监测评估方案，并对实施进度和效果进行年度监测和评估，适时对目标任务进行必要调整。充分尊重人民群众的首创精神，对各地在实施规划纲要中好的做法和有效经验，要及时总结，积极推广。

健康中国行动（2019—2030 年）（节选）

引言

人民健康是民族昌盛和国家富强的重要标志。党的十八大以来，我国卫生健康事业取得新的显著成绩，医疗卫生服务水平大幅提高，居民主要健康指标总体优于中高收入国家平均水平。随着工业化、城镇化、人口老龄化发展及生态环境、生活行为方式变化，慢性非传染性疾病（以下简称慢性病）已成为居民的主要死亡原因和疾病负担。心脑血管疾病、癌症、慢性呼吸系统疾病、糖尿病等慢性病导致的负担占总疾病负担的70%以上，成为制约健康预期寿命提高的重要因素。同时，肝炎、结核病、艾滋病等重大传染病防控形势仍然严峻，精神卫生、职业健康、地方病等问题不容忽视，重大安全生产事故和交通事故时有发生。党的十九大作出了实施健康中国战略的重大决策部署，充分体现了对维护人民健康的坚定决心。为积极应对当前突出健康问题，必须关口前移，采取有效干预措施，努力使群众不生病、少生病，提高生活质量，延长健康寿命。这是以较低成本取得较高健康绩效的有效策略，是解决当前健康问题的现实途径，是落实健康中国战略的重要举措。为此，特制定《健康中国行动（2019—2030 年）》（以下简称《健康中国行动》）。

一、总体要求

（一）指导思想。

以习近平新时代中国特色社会主义思想为指导，全面贯彻党的十九大和十九届二中、三中全会精神，认真落实党中央、国务院决策部署，坚持以人民为中心的发展思想，牢固树立"大卫生、大健康"理念，坚持预防为主、防治结合的原则，以基层为重点，以改革创新为动力，中西医并重，把健康融入所有政策，针对重大疾病和一些突出问题，聚焦重点人群，实施一批重大行动，政府、社会、个人协同推进，建立健全健康教育体系，引导群众建立正确健康观，形成有利于健康的生活方式、生态环境和社会环境，促进以治病为中心向以健康为中心转变，提高人民健康水平。

（二）基本路径。

——普及健康知识。把提升健康素养作为增进全民健康的前提，根据不同人群特点有针对性地加强健康教育与促进，让健康知识、行为和技能成为全民普遍具备的素质和能力，实现健康素养人人有。

——参与健康行动。倡导每个人是自己健康第一责任人的理念，激发居民热爱健康、追求健康的热情，养成符合自身和家庭特点的健康生活方式，合理膳食、科学运动、戒烟限酒、心理平衡，实现健康生活少生病。

——提供健康服务。推动健康服务供给侧结构性改革，完善防治策略、制度安排和保障政策，加强医疗保障政策与公共卫生政策衔接，提供系统连续的预防、治疗、康复、健康促进一体化服务，提升健康服务的公平性、可及性、有效性，实现早诊早治早康复。

——延长健康寿命。强化跨部门协作，鼓励和引导单位、社区、家庭、居民个人行动起来，对主要健康问题及影响因素采取有效干预，形成政府积极主导、社会广泛参与、个人自主自律的良好局面，持续提高健康预期寿命。

（三）总体目标。

到 2022 年，覆盖经济社会各相关领域的健康促进政策体系基本建立，全民健康素养水平稳步提高，健康生活方式加快推广，心脑血管疾病、癌症、慢性呼吸系统疾病、糖尿病等重大慢性病发病率上升趋势得到遏制，重点传染病、严重精神障碍、地方病、职业病得到有效防控，致残和死亡风险逐步降低，重点人群健康状况显著改善。

到 2030 年，全民健康素养水平大幅提升，健康生活方式基本普及，居民主要健康影响因素得到有效控制，因重大慢性病导致的过早死亡率明显降低，人均健康预期寿命得到较大提高，居民主要健康指标水平进入高收入国家行列，健康公平基本实现，实现《"健康中国 2030"规划纲要》有关目标。

二、主要指标（见表 3-1）

表 3-1　健康中国行动主要指标

领域	序号	指标	类别	基期水平	2022年目标值	2030年目标值	指标性质
（一）健康知识普及行动	1	结果性指标	居民健康素养水平/%	14.18	≥22	≥30	预期性
			说明：健康素养是指个人获取和理解基本健康信息和服务，并运用这些信息和服务作出正确决策，以维护和促进自身健康的能力。健康素养水平是指具备健康素养的人在监测总人群中所占的比例。计算方法：具备基本健康素养的人数/监测人群总人数×100%				
	2	个人和社会倡导性指标	个人定期记录身心健康状况				倡导性
	3		个人了解掌握基本中医药健康知识				倡导性
	4		居民掌握基本的急救知识和技能				倡导性
			说明：基本的急救知识和技能包括心肺复苏术、急救包扎和固定搬运、海姆立克急救法（对气管被异物堵塞的患者，通过向其上腹部施压，促进异物排出）等				
	5		医务人员掌握与岗位相适应的健康科普知识，并在诊疗过程主动提供健康指导				倡导性
	6	政府工作指标	建立并完善健康科普专家库和资源库，构建健康科普知识发布和传播机制	—	实现		约束性
			说明：建立并完善国家和省级健康科普专家库，组织专家开展健康科普活动；建立并完善国家级健康科普资源库，出版、遴选、推介一批健康科普读物和科普材料；构建健康科普知识发布和传播的机制。				
	7		建立医疗机构和医务人员开展健康教育和健康促进的绩效考核机制	—	实现		约束性
	8		中医医院设置治未病科室比例/%	—	90	100	预期性

· 84 ·

中国公共卫生政策案例分析

表3-1(续)

领域	序号	指标	类别	基期水平	2022年目标值	2030年目标值	指标性质
（二）合理膳食行动	9	结果性指标	成人肥胖增长率/%	2002—2012年平均每年增长约5.3%	持续减缓		预期性
			说明：体重指数（BMI）为体重（kg）/身高的平方（m²），按照中国成人体重判定标准，体重指数≥28 kg/m²即肥胖。成人肥胖增长率是指18岁及以上居民肥胖率的年均增长速度。2012年与2002年相比，我国成人肥胖率上升了67.6%				
	10		居民营养健康知识知晓率/%	—	比2019年提高10%	比2022年提高10%	预期性
			计算方法：具备基本营养健康知识的人数/监测人群总人数×100%				
	11		孕妇贫血率/%	2013年为17.2	<14	<10	预期性
			说明：孕妇血红蛋白<110 g/L诊断为贫血，此指标是衡量营养状况的重要指标。计算方法：监测孕妇贫血人数/监测孕妇总人数×100%				
	12		5岁以下儿童生长迟缓率/%	2013年为8.1	<7	<5	预期性
			说明：儿童生长迟缓是指儿童年龄别身高低于标准身高中位数两个标准差。计算方法：某地区当年5岁以下儿童年龄别身高<（中位数-2个标准差）人数/某地区当年5岁以下儿童身高（长）体重检查人数×100%				
	13	个人和社会倡导性指标	人均每日食盐摄入量/g	2012年为10.5	≤5		倡导性
			说明：2013年，世界卫生组织建议人均每日食盐摄入量不高于5 g				
	14		成人人均每日食用油摄入量/g	2012年为42.1	25~30		倡导性
			说明：监测人群的每日食用油总消耗量与监测人群总人数之比。《中国居民膳食指南》建议成人每日食用油摄入量不高于30 g				
	15		人均每日添加糖摄入量/g	30	≤25		倡导性
			说明：添加糖指人工加入食品中的、具有甜味特征的糖类，以及单独食用的糖，常见有蔗糖、果糖、葡萄糖等。计算方法：监测人群的每日添加糖总消耗量/监测人群总人数				
	16		蔬菜和水果每日摄入量/g	2012年为296	≥500		倡导性
			说明：《中国居民膳食指南》建议餐餐有蔬菜，保证每天摄入300~500 g蔬菜，深色蔬菜应占1/2；天天吃水果，保证每天摄入200~350 g新鲜水果，果汁不能代替鲜果				
	17		每日摄入食物种类/种		≥12		倡导性
			说明：《中国居民膳食指南》建议平均每天摄入12种及以上食物，每周25种以上				
	18		成年人维持健康体重	2012年BMI在正常范围内的比例为52%	18.5≤BMI<24		倡导性
			说明：体重指数（BMI），2012年成人健康体重指数在正常范围内的比例为52%				
	19	政府工作指标	每万人营养指导员/名	—	1		预期性
			说明：营养指导员是指可以为居民提供合理膳食、均衡营养指导的人员。合理膳食、均衡营养可以有效减少相关慢性病的发生，还可有效促进患者康复				

表3-1(续)

领域	序号	指标	类别	基期水平	2022年目标值	2030年目标值	指标性质
（三）全民健身行动	20	结果性指标	城乡居民达到《国民体质测定标准》合格以上的人数比例/%	2014年为89.6	≥90.86	≥92.17	预期性
			说明：《国民体质测定标准》由国家体育总局等11个部门在2003年发布				
	21		经常参加体育锻炼人数比例/%	2014年为33.9	≥37	≥40	预期性
			说明：经常参加体育锻炼是指每周参加体育锻炼频度3次及以上，每次体育锻炼持续时间30分钟及以上，每次体育锻炼的运动强度达到中等及以上。中等运动强度是指在运动时心率达到最大心率的64%~76%的运动强度（最大心率等于220减去年龄）				
	22	个人和社会倡导性指标	机关、企事业单位积极开展工间操				倡导性
	23		鼓励个人至少有1项运动爱好或掌握一项传统运动项目，参加至少1个健身组织，每天进行中等强度运动至少半小时				倡导性
	24		鼓励医疗机构提供运动促进健康的指导服务，鼓励引导社会体育指导员在健身场所等地方为群众提供科学健身指导服务，提高健身效果，预防运动损伤				倡导性
			说明：社会体育指导员是指不以收取报酬为目的，向公众提供传授健身技能、组织健身活动、宣传科学健身知识等全民健身志愿服务，并获得技术等级称号的人员				
	25		鼓励公共体育场地设施更多更好地提供免费或低收费开放服务，符合条件的企事业单位体育场地设施全部向社会开放				倡导性
	26	政府工作指标	城市慢跑步行道绿道的人均长度（m·万人⁻¹）	—	持续提升		预期性
	27		每千人拥有社会体育指导员/人	1.6	1.9	2.3	预期性
	28		农村行政村体育设施覆盖率/%	88	基本实现全覆盖	100	预期性
（四）控烟行动	29	结果性指标	15岁以上人群吸烟率/%	2015年为27.7	<24.5	<20	预期性
	30		全面无烟法规保护的人口比例/%	10左右	≥30	≥80	预期性
			说明：全面无烟法规保护的人口是指通过无烟立法而受到保护，避免在室内公共场所、室内工作场所和公共交通工具遭受烟草烟雾危害的人群数量。计算方法：全面无烟法规覆盖人群总人数/全国人口人数×100%				
	31	个人和社会倡导性指标	个人戒烟越早越好，什么时候都不晚。创建无烟家庭，保护家人免受二手烟危害				倡导性
	32		领导干部、医务人员和教师发挥在控烟方面的引领作用				倡导性
	33		鼓励企业、单位出台室内全面无烟政策，为员工营造无烟工作环境，为吸烟员工戒烟提供必要的帮助				倡导性
	34	政府工作指标	建设成无烟党政机关	—	基本实现	持续保持	约束性
			说明：中共中央办公厅、国务院办公厅《关于领导干部带头在公共场所禁烟有关事项的通知》要求把各级党政机关建成无烟机关，各级领导干部模范遵守公共场所禁烟规定，以实际行动作出表率				

注：$\frac{220-年龄}{}$

表3-1(续)

领域	序号	指标	类别	基期水平	2022年目标值	2030年目标值	指标性质
（五）心理健康促进行动	35	结果性指标	居民心理健康素养水平/%	12	20	30	预期性
			说明：根据国家卫生健康委发布的《心理健康素养十条》，居民对心理健康核心知识的知晓情况、认可程度、行为改变等				
	36		失眠现患率/%	2016年为15	上升趋势减缓		预期性
			说明：失眠现患率指用反映睡眠情况的相关量表检测出的失眠人数占调查人数的比例。据预测，我国睡眠问题和睡眠障碍患病率将呈上升趋势。计算方法：通过定期开展专项调查获得相关结果				
	37		焦虑障碍患病率/%	2014年为4.98	上升趋势减缓		预期性
			说明：焦虑障碍是以焦虑综合征为主要临床表现的一组精神障碍。焦虑综合征包括精神症状和躯体症状两个方面。精神症状指提心吊胆、恐惧和忧郁的内心体验，常伴有紧张不安；躯体症状指心悸气短、胸闷、口干、出汗、肌紧张性震颤、颤抖或颜面潮红、苍白等。焦虑障碍患病率美国为18.2%（2003年）、澳大利亚为14.4%（2007年）、巴西为19.9%（2007年）。专家预测，我国焦虑障碍患病率将呈上升趋势				
	38		抑郁症患病率/%	2014年为2.1	上升趋势减缓		预期性
			说明：抑郁症是一种常见疾病，指情绪低落、兴趣丧失、精力缺乏持续2周以上，有显著情感、认知和自主神经功能改变并在发作间歇期症状缓解。抑郁症患病率美国2003年为6.6%、法国2002年为5.9%、巴西2007年为9.4%、澳大利亚2007年为4.1%。专家预测，我国抑郁症患病率将呈上升趋势				
	39	个人和社会倡导性指标	成人每日平均睡眠时间/小时	6.5	7~8		倡导性
			说明：长期的睡眠不足会加大患心脑血管疾病、抑郁症、糖尿病和肥胖的风险，损害认知功能、记忆力和免疫系统				
	40		鼓励个人正确认识抑郁和焦虑症状，掌握基本的情绪管理、压力管理等自我心理调适方法				倡导性
	41		各类临床医务人员主动掌握心理健康知识和技能，应用于临床诊疗活动中				倡导性
	42	政府工作指标	精神科执业（助理）医师（名·十万人）	2.55	3.3	4.5	预期性
			说明：2015年，中高收入国家精神科医师6.6名/十万人。计算方法：我国精神科执业（助理）医师人数/人口总数×100 000				
（六）健康环境促进行动	43	结果性指标	居民饮用水水质达标情况	—	明显改善	持续改善	预期性
			说明：指当地居民饮用水的水质达标情况，包括出厂水和末梢水水质达标状况				
	44		居民环境与健康素养水平/%	2018年为12.5	≥15	≥25	预期性
			说明：环境与健康素养是指个人获取并理解环境与健康基本知识，同时运用这些知识对常见的环境与健康问题做出正确判断，树立科学观念并具备采取行动保护环境、维护自身健康的能力。环境与健康素养水平是指具备环境与健康素养的人数占监测人群总数的百分比。计算方法：具备该素养的人数/监测人群总人数×100%				

表3-1（续）

领域	序号	指标	类别	基期水平	2022年目标值	2030年目标值	指标性质
（六）健康环境促进行动	45	个人和社会倡导性指标	积极实施垃圾分类并及时清理，将固体废弃物主动投放到相应的回收地点及设施中				倡导性
	46		防治室内空气污染，提倡简约绿色装饰，做好室内油烟排风，提高家居环境水平				倡导性
	47		学校、医院、车站、大型商场、电影院等人员密集的地方应定期开展火灾、地震等自然灾害及突发事件的应急演练				倡导性
	48		提高自身健康防护意识和能力，学会识别常见的危险标识、化学品安全标签及环境保护图形标志				倡导性
（七）妇幼健康促进行动	49	结果性指标	婴儿死亡率/‰	6.8	≤7.5	≤5	预期性
	50		5岁以下儿童死亡率/‰	9.1	≤9.5	≤6	预期性
	51		孕产妇死亡率（1/100 000）	19.6	≤18	≤12	预期性
			说明：从国内外经验和发展规律看，我国妇幼健康主要指标下降到较低水平后，下降速率趋缓并进入平台期。今后一段时期，我国孕产妇死亡率、婴儿死亡率和5岁以下儿童死亡率等主要指标将呈现基本平稳态势，省以下范围内可能会出现小幅波动				
	52	个人和社会倡导性指标	主动学习掌握出生缺陷防治和儿童早期发展知识				倡导性
			说明：出生缺陷严重危害儿童生存和生活质量，对家庭带来很大影响。根据2016年调查，全球每33个婴儿就有1个有出生缺陷。学习出生缺陷防治知识可以有效降低出生缺陷的发生概率。同时，学习科学育儿和儿童早期发展知识，有助于提高养育照护能力，充分开发儿童潜能，促进儿童体格、心理、认知、情感和社会适应能力的全面发展				
	53		主动接受婚前医学检查和孕前优生健康检查				倡导性
	54		倡导0~6个月婴儿纯母乳喂养，为6个月以上婴儿适时合理添加辅食				倡导性
			说明：世界卫生组织认为母乳喂养可以降低儿童的死亡率，对健康带来的益处可以延续到成人期，也有利于母亲防治相关疾病。母乳无法满足6个月以上婴儿的营养需求，需要适时合理添加辅食，达到营养均衡搭配				
	55	政府工作指标	产前筛查率/%	61.1	≥70	≥80	预期性
	56		新生儿遗传代谢性疾病筛查率/%	97.5		≥98	预期性
	57		新生儿听力筛查率/%	—		≥90	预期性
	58		农村适龄妇女宫颈癌和乳腺癌筛查覆盖率/%	52.6	≥80	≥90	预期性
			说明：覆盖率以县为单位统计				
（八）中小学健康促进行动	59	结果性指标	国家学生体质健康标准达标优良率/%	31.8	≥50	≥60	预期性
			说明：《国家学生体质健康标准》是测量学生体质健康状况和锻炼效果的评价标准，实施这一评价标准有利于促进学生积极参加体育锻炼，养成良好的锻炼习惯，提高体质健康水平。 计算方法：学年体质综合评定总分80分及以上学生数/参加评定学生总人数×100%				
	60		全国儿童青少年总体近视率/%	—	力争每年降低0.5个百分点以上	新发近视率明显下降	约束性

表3-1(续)

领域	序号	指标	类别	基期水平	2022年目标值	2030年目标值	指标性质
（八）中小学健康促进行动	61	个人和社会倡导性指标	中小学生每天在校外接触自然光时间1小时以上				倡导性
	62		小学生、初中生、高中生每天睡眠时间分别不少于10、9、8个小时				倡导性
	63		中小学生非学习目的使用电子屏幕产品单次不宜超过15分钟，每天累计不宜超过1小时				倡导性
	64		学校鼓励引导学生达到《国家学生体质健康标准》良好及以上水平				倡导性
	65	政府工作指标	符合要求的中小学体育与健康课程开课率/%	—		100	约束性
	66		中小学生每天校内体育活动时间/小时	—		≥1	约束性
	67		学校眼保健操普及率/%	接近100		100	约束性
	68		寄宿制中小学校或600名学生以上的非寄宿制中小学校配备专职卫生专业技术人员、600名学生以下的非寄宿制中小学校配备专兼职保健教师或卫生专业技术人员的比例/%	—	≥70	≥90	约束性
	69		配备专兼职心理健康工作人员的中小学校比例/%	—	80	90	约束性
（九）职业健康保护行动	70	结果性指标	工伤保险参保人数/亿人	2018年为2.36	稳步提升	实现工伤保险法定人群参保全覆盖	预期性
			说明：工伤保险作为社会保险制度的一个组成部分，是国家通过立法强制实施的，是国家对职工履行的社会责任，也是职工应当享受的基本权利				
	71		接尘工龄不足5年的劳动者新发尘肺病报告例数占年度报告总例数比例/%	—	明显下降	持续下降	预期性
			说明：该指标提及的尘肺病是指经职业病诊断机构依据《中华人民共和国职业病防治法》和《职业性尘肺病的诊断》（GBZ 70—2015）诊断的职业性尘肺病				
	72	个人和社会倡导性指标	重点行业劳动者对本岗位主要危害及防护知识知晓率/%	—	≥90	持续保持	倡导性
	73		鼓励各用人单位做好员工健康管理、评选"健康达人"，国家机关、学校、医疗卫生机构、国有企业等用人单位应支持员工率先树立健康形象，并给予奖励				倡导性
	74		对从事长时间、高强度重复用力、快速移动等作业方式以及视屏作业的人员，采取推广先进工艺技术、调整作息时间等措施，预防和控制过度疲劳和工作相关肌肉骨骼系统疾病的发生				倡导性
	75		采取综合措施降低或消除工作压力				倡导性
	76	政府工作指标	辖区职业健康检查和职业病诊断服务覆盖率/%	—	≥80	≥90	预期性
			说明：《职业病防治规划（2016—2020年）》规定，各级政府部门应健全职业病防治服务网络，显著提高职业病防治的服务水平。该指标指设区的市至少有1家医疗卫生机构承担本辖区内职业病诊断工作，县级行政区域原则上至少有1家医疗卫生机构承担本辖区职业健康检查工作，实现"地市能诊断，县区能体检"				

表3-1（续）

中国公共卫生政策案例分析

领域	序号	指标	类别	基期水平	2022年目标值	2030年目标值	指标性质
（十）老年健康促进行动	77	结果性指标	65~74岁老年人失能发生率/%	2015年为18.3	有所下降		预期性
			说明：降低65~74岁老年人失能发生率，将失能的发生尽可能延迟至生命的终末期，维持老年人的功能发挥，是世界卫生组织提倡的健康老龄化目标之一。计算方法：65~74岁失能老年人数/65~74岁老年总人数×100%				
	78		65岁及以上人群老年期痴呆患病率/%	5.56	增速下降		预期性
			说明：据预测，随着老龄化发展，老年痴呆患者绝对数量将呈上升趋势，我国老年期痴呆患病率将略有上升。美国老年期痴呆患病率2012年为11.6%，日本2001年为8.8%，韩国2008年为8.1%。计算方法：抽样调查65岁及以上人群中，过去一年符合老年期痴呆诊断标准的人数/调查人群总人数×100%				
	79	个人和社会倡导性指标	老年健康核心信息知晓率/%	—	不断提高		倡导性
			说明：引导老年人掌握正确的健康知识和理念，掌握自我保健和促进健康的基本技能，增强老年群体的健康生活意识，可以强化老年人自身的健康管理意识				
	80		提倡老年人参加定期体检，经常监测呼吸、脉搏、血压、大小便情况，接受家庭医生团队的健康指导	倡导性			
	81		鼓励和支持老年大学、老年活动中心、基层老年协会、有资质的社会组织等为老年人组织开展健康活动				倡导性
	82		鼓励和支持社会力量参与、兴办居家养老服务机构				倡导性
	83	政府工作指标	二级以上综合性医院设老年医学科比例/%	—	≥50	≥90	预期性
			说明：设置老年医学科的二级以上综合性医院比例。计算方法：设置老年医学科的二级以上综合性医院数/二级以上综合性医院数×100%				
	84		养老机构以不同形式为入住老年人提供医疗卫生服务比例/%	93	100	持续改善	预期性
			说明：以不同形式为入住老年人提供医疗卫生服务的养老机构比例。计算方法：以不同形式为入住老年人提供医疗卫生服务的养老机构数/养老机构数×100%				
	85		三级中医医院设置康复科比例/%	—	75	90	约束性

表3-1(续)

领域	序号	指标	类别	基期水平	2022年目标值	2030年目标值	指标性质
（十一）~（十四）心脑血管疾病、癌症、慢性呼吸系统疾病、糖尿病防治行动	86	结果性指标	心脑血管疾病死亡率（1/100 000）	2015年为238.4	≤209.7	≤190.7	预期性
	87		总体癌症5年生存率/%	2015年为40.5	≥43.3	≥46.6	预期性
	88		70岁及以下人群慢性呼吸系统疾病死亡率（1/100 000）	2015年为10.2	≤9.0	≤8.1	预期性
	89		30~70岁人群因心脑血管疾病、癌症、慢性呼吸系统疾病和糖尿病导致的过早死亡率/%	2015年为18.5	≤15.9	≤13.0	预期性
			说明：指30~70岁人群因心脑血管疾病、癌症、慢性呼吸系统疾病和糖尿病死亡的概率。根据世界卫生组织及各国统计数据，美国为14.3%，英国为12%，俄罗斯为29.9%，印度为26.2%				
	90	个人和社会倡导性指标	人群健康体检率/%		持续提高		倡导性
	91		18岁及以上成人定期自我监测血压，血压正常高值人群和其他高危人群经常测量血压				倡导性
			说明：血压正常高值在医学上是指收缩压介于120~139 mmHg，和（或）舒张压介于80~89 mmHg的情况				
	92		40岁以下血脂正常人群每2~5年检测1次血脂，40岁及以上人群至少每年检测1次血脂，心脑血管疾病高危人群每6个月检测1次血脂				倡导性
	93		基本实现40岁及以上人群每年至少检测1次空腹血糖，糖尿病前期人群每6个月检测1次空腹或餐后2小时血糖				倡导性
			说明：糖尿病前期人群是指空腹血糖受损或糖耐量异常，但未达到糖尿病诊断标准的人群，血糖轻微升高，无明显症状，但存在糖尿病高患病风险的人群				
	94		基本实现癌症高危人群定期参加防癌体检				倡导性
	95		40岁及以上人群或慢性呼吸系统疾病高危人群每年检查肺功能1次				倡导性
	96	政府工作指标	30岁及以上居民高血压知晓率/%	2012年为47	≥55	≥65	预期性
			说明：该指标是指调查确定的30岁及以上高血压人群中，在测量血压之前即知道自己患有高血压者（经过有资质的医疗机构或医生诊断）所占比例				
	97		高血压患者规范管理率/%	2015年为50	≥60	≥70	预期性
			说明：按照国家基本公共卫生服务规范要求进行高血压患者健康管理的人数占年内已管理的高血压患者人数的比例				
	98		高血压治疗率/%	2012年为41.1	持续提高		预期性
			说明：调查的18岁及以上高血压人群中，近两周内服用降压药物者所占的比例				
	99		高血压控制率/%	2012年为13.8	持续提高		预期性
			说明：调查的18岁及以上高血压人群中，通过治疗将血压水平控制在140/90 mmHg以下者所占的比例				

表3-1(续)

中国公共卫生
政策案例分析

领域	序号	指标	类别	基期水平	2022年目标值	2030年目标值	指标性质
（十一）~（十四）心脑血管疾病、癌症、慢性呼吸系统疾病、糖尿病防治行动	100	静脉溶栓技术开展情况	结果性指标	—	所有二级及以上医院卒中心均开展		预期性
	101	35岁及以上居民年度血脂检测率/%		2012年为19.4	≥27	≥35	预期性
		说明：该指标是指35岁及以上居民中每年对自身血液中所含脂类进行定量测定的人群比例。主要是测定血清中的总胆固醇、甘油三酯、低密度脂蛋白胆固醇和高密度脂蛋白胆固醇的水平等					
	102	18岁及以上居民糖尿病知晓率/%		2012年为36.1	≥50	≥60	预期性
		说明：该指标是指调查确定的18岁及以上糖尿病人群中，在测量血糖之前即知道自己患有糖尿病者（经过有资质的医疗机构或医生诊断）所占比					
	103	糖尿病患者规范管理率/%		2015年为50	≥60	≥70	预期性
		说明：按照国家基本公共卫生服务规范要求进行糖尿病患者健康管理的人数占年内已管理的糖尿病患者人数的比例					
	104	糖尿病治疗率/%		2012年为33.4	持续提高		预期性
		说明：调查的18岁及以上糖尿病人群中，采取控制和治疗措施［包括生活方式改变和（或）药物］者所占的比例。 计算方法：采取控制和治疗措施［包括生活方式改变和（或）药物］者/调查确定的糖尿病人群患者数×100%					
	105	糖尿病控制率/%		2012年为30.6	持续提高		预期性
		说明：调查的18岁及以上糖尿病人群中，空腹血糖控制在7.0 mmol/L及以下或糖化血红蛋白控制在7%及以下者所占的比例					
	106	癌症防治核心知识知晓率/%		66.4	≥70	≥80	预期性
	107	高发地区重点癌种早诊率/%		2015年为48	≥55	持续提高	预期性
		说明：高发地区主要指癌症早诊早治项目覆盖的项目地区；重点癌种是指肺癌、肝癌、胃癌、食管癌、大肠癌、乳腺癌、宫颈癌；该指标是指发现的癌症患者中患早期癌的比例。 计算方法：高发地区所有重点癌症筛查发现的癌症患者中患早期癌的例数/筛查发现的患者总人数×100%					
	108	乡镇卫生院、社区卫生服务中心提供中医非药物疗法的比例/% 村卫生室提供中医非药物疗法的比例/%		—	100 70	100 80	约束性
	109	鼓励开展群众性应急救护培训，取得培训证书的居民比例/%		—	≥1	≥3	预期性
		说明：依托红十字会等社会组织和急救中心等医疗机构开展心肺复苏、止血包扎等应急救护培训，合格者颁发相应资格证书					
	110	40岁及以上居民慢阻肺知晓率/%		2012年为2.6	≥15	≥30	预期性
		说明：该指标是指调查确定的40岁及以上慢阻肺人群中，在测量肺功能之前即知道自己患有慢阻肺者（经过有资质的医疗机构或医生诊断）所占比例					

表3-1（续）

领域	序号	指标	类别	基期水平	2022年目标值	2030年目标值	指标性质
（十五）传染病及地方病防控行动		结果性指标	艾滋病全人群感染率/%	2018年<0.1	<0.15	<0.2	预期性
	111		说明：基于2018年的感染水平测算。近几年艾滋病新发感染人数基本平稳，随着抗病毒覆盖面的扩大和治疗效果的提升，感染者存活时间延长，病死率降低，一段时间内，感染者总数仍将持续增加，但总体处于低流行水平。 计算方法：估计存活艾滋病感染者数/全国人口数×100%				
			5岁以下儿童乙型肝炎病毒表面抗原流行率/%	—	<1	<0.5	预期性
	112		说明：指5岁以下儿童中乙型肝炎病毒表面抗原携带者的比例。 计算方法：5岁以下儿童中表面抗原阳性的儿童/5岁以下儿童总数×100%				
			肺结核发病率（1/100 000）	—	<55	有效控制	预期性
	113		说明：有效控制是指我国肺结核疫情呈稳定下降趋势。 计算方法：指一定地区、一定人群，在一定时间内（通常为1年）估算新发活动性肺结核患者人数/该地区总人数×100 000				
			达到基本控制要求的包虫病流行县比例/%	—	≥70#	100	预期性
	114		说明：基本控制包虫病是指流行县人群患病率小于1%，犬及家畜感染率小于5%				
			疟疾本地感染病例数/例	40	消除#	预期性	
	115		说明：是由疟原虫引起的，以按蚊为媒介传播的全球性急性寄生虫传染病				
			血吸虫病防治	3.76万患者	有效控制和消除危害#	消除	预期性
	116		说明：由裂体吸虫属血吸虫引起的一种寄生虫病，主要流行于亚、非、拉美73个国家。血吸虫病是全球第二大寄生虫病，2017年感染人数2.3亿人。有效控制和消除血吸虫病危害，即现症晚期血吸虫病人全部得到有效救治，防治措施全面落实，防治体系得到稳固加强。消除血吸虫病，指达到传播阻断要求后，连续5年未发现当地感染的血吸虫病病人、病畜和感染性钉螺				
			燃煤污染型氟砷中毒、大骨节病和克山病危害	—	保持基本消除#	预期性	
	117		说明：保持基本消除燃煤污染型地方性氟砷中毒、大骨节病、克山病危害指全国95%以上的病区县达到控制或消除水平				
			饮水型氟砷中毒、饮茶型地氟病和水源性高碘危害		有效控制#	预期性	
	118		说明：有效控制饮水型地方性氟砷中毒危害是指90%以上氟（砷）超标村饮用水氟（砷）含量符合国家卫生标准，70%以上的病区县饮水型氟中毒达到控制水平，90%以上的病区县饮水型砷中毒达到消除水平。有效控制饮茶型地氟病危害是指在内蒙古、四川、西藏、甘肃、青海、宁夏、新疆等7个省（自治区）大力推广氟含量合格的砖茶，逐步降低人群砖茶氟摄入水平。有效控制水源性高碘危害是指水源性高碘病区和地区95%以上的县居民户无碘盐食用率达到90%以上，水源性高碘病区落实改水措施				

第三部分　公共卫生政策代表性文件

表3-1（续）

领域	序号	指标	类别	基期水平	2022年目标值	2030年目标值	指标性质
（十五）传染病及地方病防控行动	119	个人和社会倡导性指标	提倡负责任和安全的性行为，鼓励使用安全套				倡导性
	120		咳嗽、打喷嚏时用胳膊或纸巾掩口鼻，正确、文明吐痰				倡导性
	121		充分认识疫苗对预防疾病的重要作用，积极接种疫苗				倡导性
	122	政府工作指标	以乡（镇、街道）为单位适龄儿童免疫规划疫苗接种率/%	90	>90		预期性
			说明：以乡（镇、街道）为单位，免疫规划内适龄儿童的疫苗接种率。计算方法：免疫规划内接种疫苗适龄儿童数/适龄儿童数×100%				
健康水平	123		人均预期寿命/岁	76.7	77.7	79.0	预期性
			说明：指在一定死亡水平下，预期每个人出生时平均可存活的年数；根据寿命表法计算所得；根据世界银行数据，2016年中高收入国家平均为75岁，高收入国家平均为80岁				
	124		人均健康预期寿命/岁	2016年为68.7	提高	显著提高	预期性
			说明：是一个相对数据，估算的是一个人在完全健康状态下生存的平均年数，这一数据是基于现在人口的死亡率和普遍的健康状况。根据《世界卫生统计2018》数据，2016年中国的人均健康预期寿命为68.7岁，高于美国的68.5岁				

注：（1）本文件中的有关调查数据，未特别说明的，主要为官方抽样调查统计数据；（2）本主要指标表中，未写明年份的基线水平值，均为2017年数值；（3）#为2020年目标值。

三、重大行动

（一）健康知识普及行动。

每个人是自己健康的第一责任人，对家庭和社会都负有健康责任。普及健康知识，提高全民健康素养水平，是提高全民健康水平最根本最经济最有效的措施之一。当前，我国居民健康素养水平总体仍比较低。2017年居民健康素养水平只有14.18%。城乡居民关于预防疾病、早期发现、紧急救援、及时就医、合理用药、应急避险等维护健康的知识和技能比较缺乏，不健康生活行为方式比较普遍。科学普及健康知识，提升健康素养，有助于提高居民自我健康管理能力和健康水平。《中国公民健康素养——基本知识与技能》界定了现阶段健康素养的具体内容，是公民最应掌握的健康知识和技能。

行动目标：

到2022年和2030年，全国居民健康素养水平分别不低于22%和30%，其中：基本知识和理念素养水平、健康生活方式与行为素养水平、基本技能素养水平分别提高到30%、18%、20%及以上和45%、25%、30%及以上，居民基本医疗素养、慢性病防治素养、传染病防治素养水平分别提高到20%、20%、20%及以上和28%、30%、25%及以上；人口献血率分别达到15‰和25‰；建立并完善健康科普专家库和资源库，构建健康科普知识发布和传播机制；中央广电总台对公益性健康节目和栏目，在时段、时长上给予倾斜保障；建立医疗机构和医务人员开展健康教育和健康促进的绩效考核机制；医务人员掌握与岗位相适应的健康科普知识，并在诊疗过程中主动提供健康指导；中医医院设置治未病科室比例分别达到90%和100%。鼓励各主要媒体网站和商业网站开设健康科普栏目。提倡个人定期记录身心健康状况；了解掌握基本中医药健康知识；掌握基本的急救知识和技能。

——个人和家庭：

1. 正确认识健康。健康包括身体健康、心理健康和良好的社会适应能力。遗传因素、环境因素、个人生活方式和医疗卫生服务是影响健康的主要因素。每个人是自己健康的第一责任人，提倡主动学习健康知识，养成健康生活方式，自觉维护和促进自身健康，理解生老病死的自然规律，了解医疗技术的局限性，尊重医学和医务人员，共同应对健康问题。

2. 养成健康文明的生活方式。注重饮食有节、起居有常、动静结合、心态平和。讲究个人卫生、环境卫生、饮食卫生，勤洗手、常洗澡、早晚刷牙、饭后漱口，不共用毛巾和洗漱用品，不随地吐痰，咳嗽、打喷嚏时用胳膊或纸巾遮掩口鼻。没有不良嗜好，不吸烟，吸烟者尽早戒烟，少喝酒，不酗酒，拒绝毒品。积极参加健康有益的文体活动和社会活动。关注并记录自身健康状况，定期健康体检。积极参与无偿献血，健康成人每次献血400 mL不影响健康，还能帮助他人，两次献血间隔不少于6个月。

3. 关注健康信息。学习、了解、掌握、应用《中国公民健康素养——基本知识与技能》和中医养生保健知识。遇到健康问题时，积极主动获取健康相关信息。提高理解、甄别、应用健康信息的能力，优先选择从卫生健康行政部门等政府部门及医疗卫生专业机构等正规途径获取健康知识。

4. 掌握必备的健康技能。会测量体温、脉搏；能够看懂食品、药品、化妆品、保健品的标签和说明书；学会识别常见的危险标识，如高压、易燃、易爆、剧毒、放射性、生物安全等，远离危险物。积极参加逃生与急救培训，学会基本逃生技能与急救技能；需要紧急医疗救助时拨打120急救电话；发生创伤出血量较多时，立即止血、包扎；对怀疑骨折的伤员不要轻易搬动；遇到呼吸、心脏骤停的伤病员，会进行心肺复苏；抢救触电者时，首先切断电源，不能直接接触触电者；发生火灾时，会拨打火警电话119，会隔离烟雾、用湿毛巾捂住口鼻、低姿逃生。应用适宜的中医养生保健技术方法，开展自助式中医健康干预。

5. 科学就医。平时主动与全科医生、家庭医生联系，遇到健康问题时，及时到医疗机构就诊，早诊断、早治疗，避免延误最佳治疗时机。根据病情和医生的建议，选择合适的医疗机构就医，小病诊疗首选基层医疗卫生机构，大病到医院。遵医嘱治疗，不轻信偏方，不相信"神医神药"。

6. 合理用药。遵医嘱按时、按量使用药物，用药过程中如有不适及时咨询医生或药师。每次就诊时向医生或药师主动出示正在使用的药物记录和药物过敏史，避免重复用药或者有害的相互作用等不良事件的发生。服药前检查药品有效期，不使用过期药品，及时清理家庭中的过期药品。妥善存放药品，谨防儿童接触和误食。保健食品不是药品，正确选用保健食品。

7. 营造健康家庭环境。家庭成员主动学习健康知识，树立健康理念，养成良好生活方式，互相提醒定期体检，优生优育，爱老敬老，家庭和谐，崇尚公德，邻里互助，支持公益。有婴幼儿、老人和残疾人的家庭主动参加照护培训，掌握有关护理知识和技能。提倡有经消化道传播疾病的患者家庭实行分餐制。有家族病史的家庭，有针对性地做好预防保健。配备家用急救包（含急救药品、急救设备和急救耗材等）。

——社会和政府：

1. 建立并完善健康科普"两库、一机制"。建立并完善国家和省级健康科普专家库，开展健康科普活动。中央级媒体健康科普活动的专家应从国家科普专家库产生，省级媒体应从省级以上科普专家库产生。建立并完善国家级健康科普资源库，出版、遴选、推介一批健康科普读物和科普材料。针对重点人群、重点健康问题组织编制相关知识和信息指南，由专业机构向社会发布。构建全媒体健康科普知识发布和传播的机制，加强对健康教育内容的指导和监管，依托专业力量，加强电视、报刊健康栏目和健康医疗广告的审核和监管，以及对互联网新媒体平台健康科普信息的监测、评估和通报。对于出现问题较多的健康信息平台要依法依规勒令整改，直至关停。对于科学性强、传播效果好的健康信息，予以推广。对于传播范围广、对公众健康危害大的虚假信息，组织专家予以澄清和纠正。（卫生健康委牵头，中央宣传部、中央网信办、科技部、市场监管总局、广电总局、中医药局、药监局、中国科协按职责分工负责）

2. 医务人员掌握与岗位相适应的健康科普知识，并在诊疗过程中主动提供健康指导。各医疗机构网站要根据本机构特色设置健康科普专栏，为社区居民提供健康讲座和咨询服务，三级医院要组建健康科普队伍，制定健康科普工作计划，建设微博微信新媒体健康科普平台。开发健康教育处方等健康科普材料，定期面向患者举办针对性强的健康知识讲座。完善全科医生、专科医生培养培训课程和教材内容，显著提高家庭医生健康促进与教育必备知识与技能。深入实施中医治未病健康工程，推广普及中医养生保健知识和易于掌握的中医养生保健技术和方法。鼓励健康适龄的公民定期参加无偿献血。（卫生健康委牵头，教育部、中医药局按职责分工负责）

3. 建立鼓励医疗卫生机构和医务人员开展健康促进与教育的激励约束机制，调动医务人员参与健康促进与教育工作的积极性。将健康促进与教育工作纳入各级各类医疗机构绩效考核，纳入医务人员职称评定和绩效考核。完善医保支付政策，鼓励基层医疗机构和家庭签约医生团队开展健康管理服务。鼓励和引导个人践行健康生活方式，加强个人健康管理。（人力资源社会保障部、卫生健康委牵头，医保局按职责负责）

4. 鼓励、扶持中央广电总台和各省级电台、电视台在条件成熟的情况下开办优质健康科普节目。中央广电总台对公益性健康节目和栏目，在时段、时长上给予倾斜保障，继续办好现有数字付费电视健康频道。报刊推出一批健康专栏。运用"两微一端"（指微信、微博、移动客户端）以及短视频等新媒体，推动"互联网+精准健康科普"。（中央宣传部、中央网信办、卫生健康委、广电总局、中央广电总台、中医药局按职责分工负责）

5. 动员更多的社会力量参与健康知识普及工作。鼓励卫生健康行业学会、协会组织专家开展多种形式的、面向公众的健康科普活动和面向机构的培训工作。各社区和单位要将针对居民和职工的健康知识普及作为一项重要工作，结合居民和职工的主要健康问题，组织健康讲座等健康传播活动。加强贫困地区人口的健康素养促进工作。（卫生健康委牵头，中医药局、全国总工会、全国妇联、中国科协按职责分工负责）

6. 开发推广健康适宜技术和支持工具。发挥市场机制作用，鼓励研发推广健康管理类人工智能和可穿戴设备，充分利用互联网技术，在保护个人隐私的前提下，对健康状态进行实时、连续监测，实现在线实时管理、预警和行为干预，运用健康大数据提高大众自我健康管理能力。（卫生健康委、科技部、工业和信息化部按职责分工负责）

7. 开展健康促进县（区）建设，着力提升居民健康素养。国家每年选择一个与群众密切相关的健康主题开展"健康中国行"宣传教育活动。开展"中医中药中国行"活动，推动中医药健康文化普及，传播中医养生保健知识。推进全民健康生活方式行动，强化家庭和高危个体健康生活方式指导和干预。（卫生健康委、中医药局牵头，中国科协按职责负责）

（二）合理膳食行动。

合理膳食是保证健康的基础。近年来，我国居民营养健康状况明显改善，但仍面临营养不足与过剩并存、营养相关疾病多发等问题。2012 年调查显示，我国居民人均每日食盐摄入量为 10.5 g（世界卫生组织推荐值为 5 g）；居民家庭人均每日食用油摄入量42.1 g［《中国居民膳食指南》（以下简称《膳食指南》）推荐标准为每天 25~30 g］；居民膳食脂肪提供能量比例达到 32.9%（《膳食指南》推荐值上限为 30.0%）；目前我国人均每日添加糖（主要为蔗糖即"白糖""红糖"等）摄入量约 30 g，其中儿童、青少年摄入量问题值得高度关注。2014 年调查显示，3~17 岁常喝饮料的儿童、青少年，仅从饮料中摄入的添加糖提供的能量就超过总能量的 5%，城市儿童远远高于农村儿童，且呈上升趋势（世界卫生组织推荐人均每日添加糖摄入低于总能量的 10%，并鼓励控制到 5% 以下或不超过 25 g）。与此同时，2010~2012 年，我国成人营养不良率为6%；2013 年，5 岁以下儿童生长迟缓率为 8.1%，孕妇、儿童、老年人群贫血率仍较高，钙、铁、维生素 A、维生素 D 等微量营养素缺乏依然存在，膳食纤维摄入明显不足。

高盐、高糖、高脂等不健康饮食是引起肥胖、心脑血管疾病、糖尿病及其他代谢性疾病和肿瘤的危险因素。2016 年全球疾病负担研究结果显示，饮食因素导致的疾病负担占到 15.9%，已成为影响人群健康的重要危险因素。2012 年全国 18 岁及以上成人超重率为 30.1%，肥胖率为 11.9%，与 2002 年相比分别增长了 32.0% 和 67.6%；6~17 岁儿童青少年超重率为 9.6%，肥胖率为 6.4%，与 2002 年相比分别增加了 1 倍和 2 倍。合理膳食以及减少每日食用油、盐、糖摄入量，有助于降低肥胖、糖尿病、高血压、脑卒中、冠心病等疾病的患病风险。

行动目标：

到 2022 年和 2030 年，成人肥胖增长率持续减缓；居民营养健康知识知晓率分别在2019 年基础上提高 10% 和在 2022 年基础上提高 10%；5 岁以下儿童生长迟缓率分别低于 7% 和 5%、贫血率分别低于 12% 和 10%，孕妇贫血率分别低于 14% 和 10%；合格碘盐覆盖率均达到 90% 及以上；成人脂肪供能比下降到 32% 和 30%；每 1 万人配备 1 名营养指导员；实施农村义务教育学生营养改善计划和贫困地区儿童营养改善项目；实施以食品安全为基础的营养健康标准，推进营养标准体系建设。

提倡人均每日食盐摄入量不高于 5 g，成人人均每日食用油摄入量不高于 25~30 g，人均每日添加糖摄入量不高于 25 g，蔬菜和水果每日摄入量不低于 500 g，每日摄入食物种类不少于 12 种，每周不少于 25 种；成年人维持健康体重，将体重指数（BMI）控制在 18.5~24 kg/m²；成人男性腰围小于 85 cm，女性小于 80 cm。

——个人和家庭：

1. 对于一般人群。学习中国居民膳食科学知识，使用中国居民平衡膳食宝塔、平衡膳食餐盘等支持性工具，根据个人特点合理搭配食物。每天的膳食包括谷薯类、蔬菜水果类、畜禽鱼蛋奶类、大豆坚果类等食物，平均每天摄入 12 种以上食物，每周 25 种以上。不能生吃的食材要做熟后食用；生吃蔬菜水果等食品要洗净。生、熟食品要分开存放和加工。日常用餐时宜细嚼慢咽，保持心情平和，食不过量，但也要注意避免因过度节食影响必要营养素摄入。少吃肥肉、烟熏和腌制肉制品，少吃高盐和油炸食品，控制添加糖的摄入量。足量饮水，成年人一般每天 7~8 杯（1 500~1 700 mL），提倡饮用白开水或茶水，少喝含糖饮料；儿童少年、孕妇、乳母不应饮酒。

2. 对于超重（24 kg/m² ≤ BMI < 28 kg/m²）、肥胖（BMI ≥ 28 kg/m²）的成年人群。减少能量摄入，增加新鲜蔬菜和水果在膳食中的比重，适当选择一些富含优质蛋白质（如瘦肉、鱼、蛋白和豆类）的食物。避免吃油腻食物和油炸食品，少吃零食和甜食，不喝或少喝含糖饮料。进食有规律，不要漏餐，不暴饮暴食，七八分饱即可。

3. 对于贫血、消瘦等营养不良人群。建议要在合理膳食的基础上，适当增加瘦肉类、奶蛋类、大豆和豆制品的摄入，保持膳食的多样性，满足身体对蛋白质、钙、铁、维生素 A、维生素 D、维生素 B12、叶酸等营养素的需求；增加含铁食物的摄入或者在医生指导下补充铁剂来纠正贫血。

4. 对于孕产妇和家有婴幼儿的人群。建议学习了解孕期妇女膳食、哺乳期妇女膳食和婴幼儿喂养等相关知识，特别关注生命早期 1 000 天（从怀孕开始到婴儿出生后的 2 周岁）的营养。孕妇常吃含铁丰富的食物，增加富含优质蛋白质及维生素 A 的动物性食物和海产品，选用碘盐，确保怀孕期间铁、碘、叶酸等的足量摄入。尽量纯母乳喂养 6 个月，为 6~24 个月的婴幼儿合理添加辅食。

5. 对于家庭。提倡按需购买食物，合理储存；选择新鲜、卫生、当季的食物，采取适宜的烹调方式；按需备餐，小分量食物；学会选购食品看标签；在外点餐根据人数确定数量，集体用餐时采取分餐、简餐、份饭；倡导在家吃饭，与家人一起分享食物和享受亲情，传承和发扬我国优良饮食文化。

——社会：

1. 推动营养健康科普宣教活动常态化，鼓励全社会共同参与全民营养周、"三减三健"（减盐、减油、减糖，健康口腔、健康体重、健康骨骼）等宣教活动。推广使用健康"小三件"（限量盐勺、限量油壶和健康腰围尺），提高家庭普及率，鼓励专业行业组织指导家庭正确使用。尽快研究制定我国儿童添加蔗糖摄入的限量指导，倡导天然甜味物质和甜味剂饮料替代饮用。

2. 加强对食品企业的营养标签知识指导，指导消费者正确认读营养标签，提高居民营养标签知晓率。鼓励消费者减少蔗糖摄入量。倡导食品生产经营者使用食品安全标准允许使用的天然甜味物质和甜味剂取代蔗糖。科学减少加工食品中的蔗糖含量。提倡城市高糖摄入人群减少食用含蔗糖饮料和甜食，选择天然甜味物质和甜味剂替代蔗糖生产的饮料和食品。

3. 鼓励生产、销售低钠盐，并在专家指导下推广使用。做好低钠盐慎用人群（高温作业者、重体力劳动强度工作者、肾功能障碍者及服用降压药物的高血压患者等不适宜高钾摄入人群）提示预警。引导企业在食盐、食用油生产销售中配套用量控制措施（如在盐袋中赠送 2 g 量勺、生产限量油壶和带刻度油壶等），鼓励有条件的地方先行试点。鼓励商店（超市）开设低脂、低盐、低糖食品专柜。

4. 鼓励食堂和餐厅配备专兼职营养师，定期对管理和从业人员开展营养、平衡膳食和食品安全相关的技能培训、考核；提前在显著位置公布食谱，标注分量和营养素含量并简要描述营养成分；鼓励为不同营养状况的人群推荐相应食谱。

5. 制定实施集体供餐单位营养操作规范，开展示范健康食堂和健康餐厅创建活动。鼓励餐饮业、集体食堂向消费者提供营养标识。鼓励发布适合不同年龄、不同地域人群的平衡膳食指导和食谱。鼓励发展传统食养服务，推进传统食养产品的研发以及产业升级换代。

——政府：

1. 全面推动实施《国民营养计划（2017—2030 年）》，因地制宜开展营养和膳食指导。实施贫困地区重点人群营养干预，将营养干预纳入健康扶贫工作。继续推进实施农村义务教育学生营养改善计划和贫困地区儿童营养改善项目。（卫生健康委牵头，教育部、国务院扶贫办按职责分工负责）

2. 推动营养立法和政策研究。研究制定实施营养师制度，在幼儿园、学校、养老机构、医院等集体供餐单位配备营养师，在社区配备营养指导员。强化临床营养工作，不断规范营养筛查、评估和治疗。（卫生健康委、民政部、司法部、财政部按职责分工负责）

3. 完善食品安全标准体系，制定以食品安全为基础的营养健康标准，推进食品营养标准体系建设。发展营养导向型农业和食品加工业。政府要加快研究制定标准限制高糖食品的生产销售。加大宣传力度，推动低糖或无糖食品的生产与消费。实施食品安全检验检测能力达标工程，加强食品安全抽检和风险监测工作。（卫生健康委、农业农村部、市场监管总局按职责分工负责）

4. 加快修订预包装食品营养标签通则，增加蔗糖等糖的强制标识，鼓励企业进行"低糖"或者"无糖"的声称，积极推动在食品包装上使用"包装正面标识（FOP）"信息，帮助消费者快速选择健康食品，加强对预包装食品营养标签的监督管理。研究推进制定特殊人群集体用餐营养操作规范，探索试点在餐饮食品中增加"糖"的标识。研究完善油、盐、糖包装标准，在外包装上标示建议每人每日食用合理量的油盐糖等有关信息。（卫生健康委牵头，市场监管总局、工业和信息化部按职责负责）

（三）全民健身行动。

生命在于运动，运动需要科学。科学的身体活动可以预防疾病，愉悦身心，促进健康。根据国家体育总局 2014 年全民健身活动状况调查，我国城乡居民经常参加体育锻炼的比例为 33.9%，其中 20～69 岁居民经常锻炼率仅为 14.7%，成人经常锻炼率处于较低水平，缺乏身体活动成为多种慢性病发生的重要原因。同时，心肺耐力、柔韧性、肌肉力量、肌肉耐力、身体成分等指标的变化不容乐观，多数居民在参加体育活动时还有很大的盲目性。定期适量进行身体活动有助于预防和改善超重和肥胖及高血压、心脏病、卒中、糖尿病等慢性病，并能促进精神健康、提高生活质量和幸福感，促进社会和谐。

行动目标：

到 2022 年和 2030 年，城乡居民达到《国民体质测定标准》合格以上的人数比例分别不少于 90.86% 和 92.17%；经常参加体育锻炼（每周参加体育锻炼频度 3 次及以上，每次体育锻炼持续时间 30 分钟及以上，每次体育锻炼的运动强度达到中等及以上）人数比例达到 37% 及以上和 40% 及以上；学校体育场地设施开放率超过 70% 和 90%；人均体育场地面积分别达到 1.9 m² 及以上和 2.3 m² 及以上；城市慢跑步行道绿道的人均长度持续提升；每千人拥有社会体育指导员不少于 1.9 名和 2.3 名；农村行政村体育设施覆盖率基本实现全覆盖和覆盖率 100%。

提倡机关、企事业单位开展工间操；鼓励个人至少有 1 项运动爱好或掌握 1 项传统运动项目，参加至少 1 个健身组织，每天进行中等强度运动至少半小时；鼓励医疗机构提供运动促进健康的指导服务，鼓励引导社会体育指导人员在健身场所等地方为群众提供科学健身指导服务，提高健身效果，预防运动损伤；鼓励公共体育场地设施更多更好地提供免费或低收费开放服务，确保符合条件的企事业单位体育场地设施全部向社会开放。

——个人：

1. 了解运动对健康的益处。建议个人提高身体活动意识，培养运动习惯。了解和掌握全民健身、身体活动相关知识，将身体活动融入日常生活中，掌握运动技能，少静多动，减少久坐，保持健康体重；科学运动避免运动风险。

2. 动则有益，贵在坚持。运动前需了解患病史及家族病史，评估身体状态，鼓励在家庭医生或专业人士指导下制定运动方案，选择适合自己的运动方式、强度和运动量，减少运动风险。鼓励每周进行 3 次以上、每次 30 分钟以上中等强度运动，或者累计 150 分钟中等强度或 75 分钟高强度身体活动。日常生活中要尽量多动，达到每天 6 000~10 000 步的身体活动量。吃动平衡，让摄入的多余能量通过运动的方式消耗，达到身体各机能的平衡。一次完整的运动包括准备活动、正式运动、整理活动。一周运动健身包括有氧运动、力量练习、柔韧性练习等内容。提倡家庭配备适合家庭成员使用的小型、便携、易操作的健身器材。

3. 老年人运动有助于保持身体功能，减缓认知功能的退化。提倡老年人量力而行，选择与自身体质和健康相适应的运动方式。在重视有氧运动的同时，重视肌肉力量练习和柔韧性锻炼，适当进行平衡能力锻炼，强健骨骼肌肉系统，预防跌倒。提倡老年人参加运动期间定期测量血压和血糖，调整运动量。

4. 特殊人群，如孕妇、慢性病患者、残疾人等，建议在医生和运动专业人士的指导下进行运动。单纯性肥胖患者至少要达到一般成年人的运动推荐量。控制体重每天要进行 45 分钟以上的中低强度的运动。在减低体重过程中，建议强调肌肉力量锻炼，以避免肌肉和骨骼重量的下降。提倡运动与饮食控制相结合来减低体重。

5. 以体力劳动为主的人群，要注意劳逸结合，避免"过劳"，通过运动促进身体的全面发展。可在工作一段时间后换一种放松的运动方式，减轻肌肉的酸痛和僵硬，消除局部的疲劳，但运动量和强度都不宜过大。

——社会：

1. 建立健全群众身边的健身组织，体育总会在地市、县、乡实现全覆盖，单项体育协会延伸到群众身边，让想健身的群众加入体育组织中。

2. 举办各类全民健身赛事，实施群众冬季运动推广普及计划。发展中国特色健身项目，开展民族、民俗、民间体育活动。推广普及太极拳、健身气功等传统体育项目。

推进全民健身进家庭。推广普及广播体操等工间操。推行国家体育锻炼标准和运动水平等级标准。

3. 弘扬群众身边的健身文化，制作体育题材的影视、动漫作品，鼓励开展全民健身志愿服务，普及体育健身文化知识，增强健身意识。

4. 鼓励将国民体质测定纳入健康体检项目。各级医疗卫生机构开展运动风险评估，提供健身方案或运动促进健康的指导服务。

——政府：

1. 推进基本公共体育服务体系建设，统筹建设全民健身场地设施，建设一批体育公园、社区健身中心等全民健身场地设施，推进建设城市慢跑步行道绿道，努力打造百姓身边"15 分钟健身圈"，让想健身的群众有适当的场所。完善财政补助、服务收费、社会参与管理运营、安全保障等措施，推行公共体育设施免费或低收费开放，确保公共体育场地设施和符合开放条件的企事业单位体育场地设施全部向社会开放。鼓励社会力量举办或参与管理运营体育场地设施。（体育总局牵头，发展改革委、教育部、财政部、住房城乡建设部按职责分工负责）

2. 构建科学健身体系。建立针对不同人群、不同环境、不同身体状况的运动促进健康指导方法，推动形成"体医结合"的疾病管理与健康服务模式。构建运动伤病预防、治疗与急救体系，提高运动伤病防治能力。鼓励引导社会体育指导人员在健身场所等地方为群众提供科学健身指导服务，提高健身效果，预防运动损伤。（体育总局牵头，卫生健康委按职责负责）

3. 制定实施特殊人群的体质健康干预计划。鼓励和支持新建工作场所建设适当的健身活动场地。强化对高校学生体质健康水平的监测和评估干预，把高校学生体质健康水平纳入对高校的考核评价。确保高校学生体育课时，丰富高校学生体育锻炼的形式和内容。（体育总局牵头，教育部、全国总工会等按职责分工负责）

（四）控烟行动。

烟草烟雾中含有多种已知的致癌物，有充分证据表明吸烟可以导致多种恶性肿瘤，还会导致呼吸系统和心脑血管系统等多个系统疾病。根据世界卫生组织报告，每 3 个吸烟者中就有 1 个死于吸烟相关疾病，吸烟者的平均寿命比非吸烟者缩短 10 年。烟草对健康的危害已经成为当今世界最严重的公共卫生问题之一。为此，世界卫生组织制定了第一部国际公共卫生条约——《烟草控制框架公约》（以下简称《公约》）。我国 2003 年签署《公约》，2005 年经全国人民代表大会批准，2006 年 1 月在我国正式生效。我国现有吸烟者逾 3 亿，迫切需要对烟草危害加以预防。每年因吸烟相关疾病所致的死亡人数超过 100 万，因二手烟暴露导致的死亡人数超过 10 万。

行动目标：

到 2022 年和 2030 年，15 岁以上人群吸烟率分别低于 24.5% 和 20%；全面无烟法规保护的人口比例分别达到 30% 及以上和 80% 及以上；把各级党政机关建设成无烟机关，逐步在全国范围内实现室内公共场所、室内工作场所和公共交通工具全面禁烟；将违反有关法律法规向未成年人出售烟草的商家、发布烟草广告的企业和商家，纳入社会诚信体系"黑名单"，依法依规实施联合惩戒。

提倡个人戒烟越早越好，什么时候都不晚；创建无烟家庭，保护家人免受二手烟危害；领导干部、医生和教师发挥引领作用；鼓励企业、单位出台室内全面无烟政策，为员工营造无烟工作环境，为吸烟员工戒烟提供必要的帮助。

——个人和家庭：

1. 充分了解吸烟和二手烟暴露的严重危害。不吸烟者不去尝试吸烟。吸烟者尽可能戒烟，戒烟越早越好，什么时候都不晚，药物治疗和尼古丁替代疗法可以提高长期戒烟率。不在禁止吸烟场所吸烟。

2. 领导干部、医务人员和教师发挥引领作用。领导干部要按照中共中央办公厅、国务院办公厅《关于领导干部带头在公共场所禁烟有关事项的通知》要求起模范带头作用，公务活动参加人员不得吸烟、敬烟、劝烟；医务人员不允许在工作时间吸烟，并劝导、帮助患者戒烟；教师不得当着学生的面吸烟。

3. 创建无烟家庭，劝导家庭成员不吸烟或主动戒烟，教育未成年人不吸烟，让家人免受二手烟危害。

4. 在禁止吸烟场所劝阻他人吸烟。依法投诉举报在禁止吸烟场所吸烟行为，支持维护无烟环境。

——社会：

1. 提倡无烟文化，提高社会文明程度。积极利用世界无烟日、世界心脏日、国际肺癌日等卫生健康主题日开展控烟宣传；倡导无烟婚礼、无烟家庭。

2. 关注青少年吸烟问题，为青少年营造远离烟草的环境。将烟草危害和二手烟危害等控烟相关知识纳入中小学生健康教育课程。不向未成年人售烟。加强无烟学校建设。

3. 鼓励企业、单位出台室内全面无烟规定，为员工营造无烟工作环境，为员工戒烟提供必要的支持。

4. 充分发挥居（村）委会的作用，协助控烟政策在辖区内得到落实。

5. 鼓励志愿服务组织、其他社会组织和个人通过各种形式参与控烟工作或者为控烟工作提供支持。

——政府：

1. 逐步提高全面无烟法规覆盖人口比例，在全国范围内实现室内公共场所、室内工作场所和公共交通工具全面禁烟。积极推进无烟环境建设，强化公共场所控烟监督执法。把各级党政机关建设成无烟机关。（卫生健康委牵头，中央文明办、烟草局按职责分工负责）

2. 研究推进采取税收、价格调节等综合手段，提高控烟成效。（发展改革委、财政部、税务总局、烟草局按职责分工负责）

3. 加大控烟宣传教育力度，进一步加强卷烟包装标识管理，完善烟草危害警示内容和形式，提高健康危害警示效果，提高公众对烟草危害健康的认知程度。制定完善相关技术标准并监督执行。限制影视作品中的吸烟镜头。（卫生健康委牵头，中央宣传部、工业和信息化部、市场监管总局、广电总局、烟草局按职责分工负责）

4. 逐步建立和完善戒烟服务体系，将询问患者吸烟史纳入日常的门诊问诊中，推广简短戒烟干预服务和烟草依赖疾病诊治。加强对戒烟服务的宣传和推广，使更多吸烟者了解到其在戒烟过程中能获得的帮助。创建无烟医院，推进医院全面禁烟。（卫生健康委负责）

5. 全面落实《中华人民共和国广告法》，加大烟草广告监督执法力度，严厉查处在大众传播媒介、公共场所、公共交通工具、户外发布烟草广告的违法行为。依法规范烟草促销、赞助等行为。（市场监管总局、交通运输部、国家铁路局、民航局按职责分工负责）

6. 按照烟草控制框架公约履约进度要求，加快研究建立完善的烟草制品成分管制和信息披露制度。强化国家级烟草制品监督监测的独立性和权威性，完善烟草制品安全性检测评估体系，确保公正透明，保障公众知情和监督的权利。（卫生健康委、市场监管总局、烟草局按职责分工负责）

7. 禁止向未成年人销售烟草制品。将违反有关法律法规向未成年人出售烟草的商家、发布烟草广告的企业和商家，纳入社会诚信体系"黑名单"，依法依规实施联合惩戒。（卫生健康委、市场监管总局、烟草局、教育部按职责分工负责）

8. 加强各级专业机构控烟工作，确定专人负责相关工作组织实施，保障经费投入。建立监测评估系统，定期开展烟草流行调查，了解掌握烟草使用情况。（财政部、卫生健康委按职责分工负责）

（五）心理健康促进行动。

心理健康是人在成长和发展过程中，认知合理、情绪稳定、行为适当、人际和谐、适应变化的一种完好状态，是健康的重要组成部分。当前，我国常见精神障碍和心理行为问题人数逐年增多，个人极端情绪引发的恶性案（事）件时有发生。我国抑郁症患病率达到 2.1%，焦虑障碍患病率达 4.98%。截至 2017 年底，全国已登记在册的严重精神障碍患者 581 万人。同时，公众对常见精神障碍和心理行为问题的认知率仍比较低，更缺乏防治知识和主动就医意识，部分患者及家属仍然有病耻感。加强心理健康促进，有助于促进社会稳定和人际关系和谐、提升公众幸福感。

行动目标：

到 2022 年和 2030 年，居民心理健康素养水平提升到 20% 和 30%；失眠现患率、焦虑障碍患病率、抑郁症患病率上升趋势减缓；每 10 万人口精神科执业（助理）医师达到 3.3 名和 4.5 名；抑郁症治疗率在现有基础上提高 30% 和 80%；登记在册的精神分裂症治疗率达到 80% 和 85%；登记在册的严重精神障碍患者规范管理率达到 80% 和 85%；建立精神卫生医疗机构、社区康复机构及社会组织、家庭相互衔接的精神障碍社区康复服务体系，建立和完善心理健康教育、心理热线服务、心理评估、心理咨询、心理治疗、精神科治疗等衔接合作的心理危机干预和心理援助服务模式。

提倡成人每日平均睡眠时间为 7~8 小时；鼓励个人正确认识抑郁和焦虑症状，掌握基本的情绪管理、压力管理等自我心理调适方法；各类临床医务人员主动掌握心理健康知识和技能，应用于临床诊疗活动中。

——个人和家庭：

1. 提高心理健康意识，追求心身共同健康。每个人一生中可能会遇到多种心理健康问题，主动学习和了解心理健康知识，科学认识心理健康与身体健康之间的相互影响，保持积极健康的情绪，避免持续消极情绪对身体健康造成伤害。倡导养德养生理念，保持中和之道，提高心理复原力。在身体疾病的治疗中，要重视心理因素的作用。自我调适不能缓解时，可选择寻求心理咨询与心理治疗，及时疏导情绪，预防心理行为问题和精神障碍发生。

2. 使用科学的方法缓解压力。保持乐观、开朗、豁达的生活态度，合理设定自己的目标。正确认识重大生活、工作变故等事件对人的心理造成的影响，学习基本的减压知识，学会科学有益的心理调适方法。学习并运用健康的减压方式，避免使用吸烟、饮酒、沉迷网络或游戏等不健康的减压方式。学会调整自己的状态，找出不良情绪背后的消极想法，根据客观现实进行调整，减少非理性的认识。建立良好的人际关系，积极寻求人际支持，适当倾诉与求助。保持健康的生活方式，积极参加社会活动，培养健康的兴趣爱好。

3. 重视睡眠健康。每天保证充足的睡眠时间，工作、学习、娱乐、休息都要按作息规律进行，注意起居有常。了解睡眠不足和睡眠问题带来的不良心理影响，出现睡眠不足及时设法弥补，出现睡眠问题及时就医。要在专业指导下用科学的方法改善睡眠，服用药物需遵医嘱。

4. 培养科学运动的习惯。选择并培养适合自己的运动爱好，积极发挥运动对情绪的调节作用，在出现轻度情绪困扰时，可结合运动促进情绪缓解。

5. 正确认识抑郁、焦虑等常见情绪问题。出现心情压抑、愉悦感缺乏、兴趣丧失，伴有精力下降、食欲下降、睡眠障碍、自我评价下降、对未来感到悲观失望等表现，甚至有自伤、自杀的念头或行为，持续存在 2 周以上，可能患有抑郁障碍；突然或经常莫名其妙地感到紧张、害怕、恐惧，常伴有明显的心慌、出汗、头晕、口干、呼吸急促等躯体症状，严重时有濒死感、失控感，如频繁发生，可能患有焦虑障碍。一过性的或短期的抑郁、焦虑情绪，可通过自我调适或心理咨询予以缓解和消除，不用过分担心。抑郁障碍、焦虑障碍可以通过药物、心理干预或两者相结合的方式治疗。

6. 出现心理行为问题要及时求助。可以向医院的相关科室、专业的心理咨询机构和社会工作服务机构等寻求专业帮助。要认识到求助于专业人员既不等于自己有病，更不等于病情严重，而是负责任、有能力的表现。

7. 精神疾病治疗要遵医嘱。诊断精神疾病，要去精神专科医院或综合医院专科门诊。确诊后应及时接受正规治疗，听从医生的建议选择住院治疗或门诊治疗，主动执行治疗方案，遵照医嘱全程、不间断、按时按量服药，在病情得到有效控制后，不急于减药、停药。门诊按时复诊，及时、如实地向医生反馈治疗情况，听从医生指导。精神类药物必须在医生的指导下使用，不得自行任意服用。

8. 关怀和理解精神疾病患者，减少歧视。学习了解精神疾病的基本知识，知道精神疾病是可以预防和治疗的，尊重精神病人，不歧视患者。要认识到精神疾病在得到有效治疗后，可以缓解和康复，可以承担家庭功能与工作职能。要为精神疾病患者及其家属、照护者提供支持性的环境，提高患者心理行为技能，使其获得自我价值感。

9. 关注家庭成员心理状况。家庭成员之间要平等沟通交流，尊重家庭成员的不同心理需求。当与家庭成员发生矛盾时，不采用过激的言语或伤害行为，不冷漠回避，而是要积极沟通加以解决。及时疏导不良情绪，营造相互理解、相互信任、相互支持、相互关爱的家庭氛围和融洽的家庭关系。

——社会：

1. 各级各类医疗机构和专业心理健康服务机构对发现存在心理行为问题的个体，提供规范的诊疗服务，减轻患者心理痛苦，促进患者康复。医务人员应对身体疾病，特别是癌症、心脑血管疾病、糖尿病、消化系统疾病等患者及其家属适当辅以心理调整。鼓励医疗机构开展睡眠相关诊疗服务，提供科学睡眠指导，减少成年人睡眠问题的发生。专业人员可指导使用运动方案辅助治疗抑郁、焦虑等常见心理行为问题。鼓励相关社会组织、高等院校、科研院所、医疗机构对心理健康从业人员开展服务技能和伦理道德的培训，提升服务能力。

2. 发挥精神卫生医疗机构作用，对各类临床科室医务人员开展心理健康知识和技能培训，普及心理咨询和治疗技术在临床诊疗中的应用，提高抑郁、焦虑、认知障碍、孤独症等心理行为问题和常见精神障碍的筛查、识别、处置能力。推广中医心理调摄特色技术方法在临床诊疗中的应用。

3. 各机关、企事业单位、高校和其他用人单位把心理健康教育融入员工（学生）思想政治工作，鼓励依托本单位党团、工会、人力资源部门、卫生室等设立心理健康辅导室并建立心理健康服务团队，或通过购买服务形式，为员工（学生）提供健康宣传、心理评估、教育培训、咨询辅导等服务，传授情绪管理、压力管理等自我心理调适方法和抑郁、焦虑等常见心理行为问题的识别方法，为员工（学生）主动寻求心理健康服务创造条件。对处于特定时期、特定岗位，或经历特殊突发事件的员工（学生），及时进行心理疏导和援助。

4. 鼓励老年大学、老年活动中心、基层老年协会、妇女之家、残疾人康复机构及有资质的社会组织等宣传心理健康知识。培训专兼职社会工作者和心理工作者，引入社会力量，为空巢、丧偶、失能、失智老年人，留守妇女儿童，残疾人和计划生育特殊家庭成员提供心理辅导、情绪疏解、悲伤抚慰、家庭关系调适等心理健康服务。

——政府：

1. 充分利用广播、电视、书刊、动漫等形式，广泛运用门户网站、微信、微博、移动客户端等平台，组织创作、播出心理健康宣传教育精品和公益广告，传播自尊自信、乐观向上的现代文明理念和心理健康知识。（中央宣传部、中央网信办、卫生健康委、广电总局按职责分工负责）

2. 依托城乡社区综治中心等综合服务管理机构及设施建立心理咨询（辅导）室或社会工作室（站），配备专兼职心理健康辅导人员或社会工作者，搭建基层心理健康服务平台。整合社会资源，设立市县级未成年人心理健康辅导中心，完善未成年人心理健康辅导网络。培育社会化的心理健康服务机构，鼓励心理咨询专业人员创办社会心理服务机构。通过向社会心理服务机构购买服务等方式，逐步扩大服务覆盖面。（中央政法委、中央文明办、教育部、民政部、卫生健康委按职责分工负责）

3. 加大应用型心理健康工作人员培养力度，推进高等院校开设相关专业。进一步加强心理健康工作人员培养和使用的制度建设，积极设立心理健康服务岗位。支持精神卫生医疗机构能力建设，完善人事薪酬分配制度，体现心理治疗服务的劳务价值。逐步将心理健康工作人员纳入专业技术岗位设置与管理体系，畅通职业发展渠道。（教育部、财政部、人力资源社会保障部、卫生健康委、医保局按职责分工负责）

4. 各级政法、卫生健康部门会同公安、民政、司法行政、残联等单位建立精神卫生综合管理机制，多渠道开展严重精神障碍患者日常发现、登记、随访、危险性评估、服药指导等服务，动员社区组织、患者家属参与居家患者管理服务。建立精神卫生医疗机构、社区康复机构及社会组织、家庭相互衔接的精神障碍社区康复服务体系，加强精神卫生医疗机构对社区康复机构的技术指导。到2030年底，80%以上的县（市、区）开展社区康复服务，在开展精神障碍社区康复的县（市、区），60%以上的居家患者接受社区康复服务。鼓励和引导通过举办精神障碍社区康复机构或通过政府购买服务等方式委托社会组织提供精神卫生社区康复服务。（中央政法委、公安部、民政部、司法部、卫生健康委、中国残联按职责分工负责）

5. 重视并开展心理危机干预和心理援助工作。卫生健康、政法、民政等单位建立和完善心理健康教育、心理热线服务、心理评估、心理咨询、心理治疗、精神科治疗等衔接合作的心理危机干预和心理援助服务模式。将心理危机干预和心理援助纳入各类突发事件应急预案和技术方案，加强心理危机干预和心理援助队伍的专业化、系统化建设。相关部门推动建立为公众提供公益服务的心理援助热线，由专业人员接听，对来电者开展心理健康教育、心理咨询和心理危机干预，降低来电者自杀或自伤的风险。（卫生健康委牵头，中央政法委、公安部、民政部按职责分工负责）

（六）健康环境促进行动。

健康环境是人民群众健康的重要保障。影响健康的环境因素不仅包括物理、化学和生物等自然环境因素，还包括社会环境因素。环境污染已成为不容忽视的健康危险因素，与环境污染相关的心血管疾病、呼吸系统疾病和恶性肿瘤等问题日益凸显。我国每年因伤害死亡人数约 68 万人，约占死亡总人数的 7%。目前最为常见的伤害主要有道路交通事故伤害、跌倒、自杀、溺水、中毒等，其所导致的死亡占全部伤害死亡的 84% 左右。需要继续发挥爱国卫生运动的组织优势，全社会动员，把健康融入城乡规划、建设、治理的全过程，建立国家环境与健康风险评估制度，推进健康城市和健康村镇建设，打造健康环境。

行动目标：

到 2022 年和 2030 年，居民饮用水水质达标情况明显改善并持续改善；居民环境与健康素养水平分别达到 15% 及以上和 25% 及以上；大力推进城乡生活垃圾分类处理，重点城市基本建成生活垃圾分类处理系统。

提倡积极实施垃圾分类并及时清理，将固体废弃物主动投放到相应的回收地点及设施中；防治室内空气污染，提倡简约绿色装饰，做好室内油烟排风，提高家居环境水平；学校、医院、车站、大型商场、电影院等人员密集的地方应定期开展火灾、地震等自然灾害及突发事件的应急演练；提高自身健康防护意识和能力，学会识别常见的危险标识、化学品安全标签及环境保护图形标志。

——个人和家庭：

1. 提高环境与健康素养。主动学习掌握环境与健康素养基本理念、基本知识和基本技能，遵守生态环境行为规范，提升生态环境保护意识、健康防护意识和能力。

2. 自觉维护环境卫生，抵制环境污染行为。家庭成员养成良好的环境卫生习惯，及时、主动开展家庭环境卫生清理，做到家庭卫生整洁，光线充足、通风良好、厕所卫生。维护社区、单位等环境卫生，改善生活生产环境。积极实施垃圾分类并及时清理，将固体废弃物（废电池、废日光灯管、废水银温度计、过期药品等）主动投放到相应的回收地点及设施中，减少污染物的扩散及对环境的影响。减少烟尘排放，尽量避免垃圾秸秆焚烧，少放或不放烟花爆竹，重污染天气时禁止露天烧烤；发现污染生态环境的行为，及时劝阻或举报。

3. 倡导简约适度、绿色低碳、益于健康的生活方式。优先选择绿色产品，尽量购买耐用品，少购买使用塑料袋、一次性发泡塑料饭盒、塑料管等易造成污染的用品，少购买使用过度包装产品，不跟风购买更新换代快的电子产品，外出自带购物袋、水杯等。适度使用空调，冬季设置温度不高于 20 摄氏度，夏季设置温度不低于 26 摄氏度。及时关闭电器电源，减少待机耗电。坚持低碳出行，优先步行、骑行或公共交通出行，多使用共享交通工具。

4. 关注室（车）内空气污染。尽量购买带有绿色标志的装饰装修材料、家具及节能标识的家电产品。新装修的房间定期通风换气，降低装饰装修材料造成的室内空气污染。烹饪、取暖等提倡使用清洁能源（如气体燃料和电等）。烹饪过程中提倡使用排气扇、抽油烟机等设备。购买和使用符合有害物质限量标准的家用化学品。定期对家中饲养的宠物及宠物用品进行清洁，及时倾倒室内垃圾，避免微生物的滋生。根据天气变化和空气质量适时通风换气，重污染天气时应关闭门窗，减少室外空气污染物进入室内，有条件的建议开启空气净化装置或新风系统。鼓励根据实际需要，选购适宜排量的汽车，不进行非必要的车内装饰，注意通风并及时清洗车用空调系统。

5. 做好户外健康防护。重污染天气时，建议尽量减少户外停留时间，易感人群停止户外活动。如外出，需做好健康防护。

6. 重视道路交通安全。严格遵守交通法规，增强交通出行规则意识、安全意识和文明意识，不疲劳驾驶、超速行驶、酒后驾驶，具备一定的应急处理能力。正确使用安全带，根据儿童年龄、身高和体重合理使用安全座椅，减少交通事故的发生。

7. 预防溺水。建议选择管理规范的游泳场所，不提倡在天然水域游泳，下雨时不宜在室外游泳。建议下水前认真做准备活动，以免下水后发生肌肉疼挛等问题。水中活动时，要避免打闹、跳水等危险行为。避免儿童接近危险水域，儿童游泳时，要有成人带领或有组织地进行。加强看护，不能将儿童单独留在卫生间、浴室、开放的水源边。

——社会：

1. 制定社区健康公约和健康守则等行为规范，大力开展讲卫生、树新风、除陋习活动。加强社区基础设施和生态环境建设，营造设施完备、整洁有序、美丽宜居、安全和谐的社区健康环境。建立固定的健康宣传栏、橱窗等健康教育窗口，设立社区健康自助检测点，配备血压计、血糖仪、腰围尺、体重仪、体重指数（BMI）尺、健康膳食图等，鼓励引导志愿者参与，指导社区居民形成健康生活方式。用人单位充分考虑劳动者健康需要，为劳动者提供健康支持性环境。完善健康家庭标准，将文明健康生活方式以及体重、油、盐、糖、血压、近视等控制情况纳入"五好文明家庭"评选标准，引导家庭成员主动学习掌握必要的健康知识和技能，居家整洁，家庭和睦，提高自我健康管理能力。

2. 企业主动提升环保意识，合理确定环境保护指标目标，建立环保监测制度，并且管理维护好污染治理装置，污染物排放必须符合环保标准。涉及危险化学品的生产、运输、储存、销售、使用、废弃物的处置等，企业要落实安全生产主体责任，强化危险化学品全过程管理。鼓励发展安全、节能、环保的汽车产品。

3. 鼓励企业建立消费品有害物质限量披露及质量安全事故监测和报告制度，提高装饰装修材料、日用化学品、儿童玩具和用品等消费品的安全标准，减少消费品造成的伤害。

4. 公共场所应定期清洗集中空调和新风系统。健身娱乐场所建议安装新风系统或空气净化装置，重污染天气时，应根据人员的情况及时开启净化装置补充新风。公共游泳场所定期消毒、换水，以保证人群在清洁的环境中活动。根据气候、环境在公共场所张贴预防跌倒、触电、溺水等警示标识，减少意外伤害和跌倒致残，预防意外事故所致一氧化碳、氨气、氯气、消毒杀虫剂等中毒。

5. 针对不同人群，编制环境与健康手册，宣传和普及环境与健康基本理念、基本知识和基本技能，分类制定发布环境污染防护指南、公共场所和室内健康环境指南。

6. 经常性对公众进行防灾减灾、突发事件应对知识和技能的传播和培训，提高自救和互救能力。学校、医院等人员密集的地方应定期开展火灾、地震等自然灾害及突发事件的应急演练。

——政府：

1. 制定健康社区、健康单位（企业）、健康学校等健康细胞工程建设规范和评价指标。建立完善健康城乡监测与评价体系，定期组织开展第三方评估，打造卫生城镇升级版。（卫生健康委牵头，教育部、民政部按职责分工负责）

2. 逐步建立环境与健康的调查、监测和风险评估制度。加强与群众健康密切相关的饮用水、空气、土壤等环境健康影响监测与评价，开展环境污染与疾病关系、健康风险预警以及防护干预研究，加强伤害监测网络建设，采取有效措施预防控制环境污染相关疾病。宣传"人与自然和谐共生""人人享有健康环境"理念，普及环境健康知识，营造全社会关心、参与环境健康的良好氛围。（卫生健康委牵头，自然资源部、生态环境部、住房城乡建设部、水利部、农业农村部、市场监管总局、粮食和储备局、林草局等按职责分工负责）

3. 深入开展大气、水、土壤污染防治。修订《中国公民环境与健康素养（试行）》，开展公民环境与健康素养提升和科普宣传工作。（生态环境部牵头，发展改革委、科技部、工业和信息化部、自然资源部、住房城乡建设部、交通运输部、水利部、农业农村部、卫生健康委等按职责分工负责）

4. 加大饮用水工程设施投入、管理和维护，保障饮用水安全。加强城市公共安全基础设施建设，加大固体废弃物回收设施的投入，加强废弃物分类处置管理。加强城乡公共消防设施建设和维护管理，合理规划和建设应急避难场所，加强应急物资储备体系建设。提高企业、医院、学校、大型商场、文体娱乐场所等人员密集区域防灾抗灾及应对突发事件的能力。完善医疗机构无障碍设施。（发展改革委、生态环境部、住房城乡建设部、水利部、文化和旅游部、卫生健康委、应急部、体育总局等按职责分工负责）

5. 组织实施交通安全生命防护工程，提高交通安全技术标准，加强交通安全隐患治理，减少交通伤害事件的发生。（交通运输部牵头，工业和信息化部、公安部、国家铁路局、民航局等按职责分工负责）

6. 加强装饰装修材料、日用化学品、儿童玩具和用品等消费品的安全性评价，完善产品伤害监测体系，提高相关标准，加强消费品绿色安全认证，建立消费品质量安全事故的强制报告制度，加强召回管理力度，强化重点领域质量安全监管。（市场监管总局牵头，工业和信息化部、住房城乡建设部等按职责分工负责）

7. 以复合污染对健康影响和污染健康防护为重点开展攻关研究，着力研发一批关键核心技术，指导公众做好健康防护。（卫生健康委牵头，科技部、生态环境部、气象

局等按职责分工负责）

（七）妇幼健康促进行动。

妇幼健康是全民健康的基础。新时期妇幼健康面临新的挑战。出生缺陷不仅严重影响儿童的生命健康和生活质量，而且影响人口健康素质。随着生育政策调整完善，生育需求逐步释放，高危孕产妇比例有所增加，保障母婴安全压力增大。生育全程服务覆盖不广泛，宫颈癌和乳腺癌高发态势仍未扭转，儿童早期发展亟须加强，妇女儿童健康状况在城乡之间、区域之间还存在差异，妇幼健康服务供给能力有待提高。实施妇幼健康促进行动，是保护妇女儿童健康权益，促进妇女儿童全面发展、维护生殖健康的重要举措，有助于从源头和基础上提高国民健康水平。

行动目标：

到 2022 年和 2030 年，婴儿死亡率分别控制在 7.5‰ 及以下和 5‰ 及以下；5 岁以下儿童死亡率分别控制在 9.5‰ 及以下和 6‰ 及以下；孕产妇死亡率分别下降到 18/10 万及以下和 12/10 万及以下；产前筛查率分别达到 70% 及以上和 80% 及以上；新生儿遗传代谢性疾病筛查率达到 98% 及以上；新生儿听力筛查率达到 90% 及以上；先天性心脏病、唐氏综合征、耳聋、神经管缺陷、地中海贫血等严重出生缺陷得到有效控制；7 岁以下儿童健康管理率分别达到 85% 以上和 90% 以上；农村适龄妇女宫颈癌和乳腺癌（以下简称"两癌"）筛查覆盖率分别达到 80% 及以上和 90% 及以上。

提倡适龄人群主动学习掌握出生缺陷防治和儿童早期发展知识；主动接受婚前医学检查和孕前优生健康检查；倡导 0~6 个月婴儿纯母乳喂养，为 6 个月以上婴儿适时合理添加辅食。

——个人和家庭：

1. 积极准备，孕育健康新生命。主动了解妇幼保健和出生缺陷防治知识，充分认识怀孕和分娩是人类繁衍的正常生理过程，建议做到有计划、有准备。积极参加婚前、孕前健康检查，选择最佳的生育年龄，孕前 3 个月至孕后 3 个月补充叶酸。预防感染、戒烟戒酒、避免接触有毒有害物质和放射线。

2. 定期产检，保障母婴安全。发现怀孕要尽早到医疗卫生机构建档建册，进行妊娠风险筛查与评估，按照不同风险管理要求主动按时接受孕产期保健服务，掌握孕产期自我保健知识和技能。孕期至少接受 5 次产前检查（孕早期 1 次，孕中期 2 次，孕晚期 2 次），有异常情况者建议遵医嘱适当增加检查次数，首次产前检查建议做艾滋病、梅毒和乙肝检查，定期接受产前筛查。35 岁以上的孕妇属于高龄孕妇，高龄高危孕妇建议及时到有资质的医疗机构接受产前诊断服务。怀孕期间，如果出现不适情况，建议立即去医疗卫生机构就诊。孕妇宜及时住院分娩，提倡自然分娩，减少非医学需要的剖宫产。孕妇宜保证合理膳食，均衡营养，维持合理体重。保持积极心态，放松心情有助于预防孕期和产后抑郁。产后 3~7 天和 42 天主动接受社区医生访视，并结合自身情况，选择合适的避孕措施。

3. 科学养育，促进儿童健康成长。强化儿童家长为儿童健康第一责任人的理念，提高儿童家长健康素养。母乳是婴儿理想的天然食物，孩子出生后尽早开始母乳喂养，尽量纯母乳喂养 6 个月，6 个月后逐渐给婴儿补充富含铁的泥糊状食物，1 岁以下婴儿不宜食用鲜奶。了解儿童发展特点，理性看待孩子间的差异，尊重每个孩子自身的发展节奏和特点，理解并尊重孩子的情绪和需求，为儿童提供安全、有益、有趣的成长环境。避免儿童因压力过大、缺乏运动、缺乏社交等因素影响大脑发育，妨碍心理成长。发现儿童心理行为问题，不要过于紧张或过分忽视，建议及时向专业人员咨询、求助。避免儿童发生摔伤、烧烫伤、窒息、中毒、触电、溺水、动物抓咬等意外伤害。

4. 加强保健，预防儿童疾病。做好儿童健康管理，按照免疫规划程序进行预防接种。接受苯丙酮尿症、先天性甲状腺功能减低症和听力障碍等新生儿疾病筛查和视力、听力、智力、肢体残疾及孤独症筛查等0~6岁儿童残疾筛查，筛查阳性者需主动接受随访、确诊、治疗和干预。3岁以下儿童应到乡镇卫生院或社区卫生服务中心接受8次健康检查，4~6岁儿童每年应接受一次健康检查。

5. 关爱女性，促进生殖健康。建议女性提高生殖健康意识和能力，主动获取青春期、生育期、更年期和老年期保健相关知识，注意经期卫生，熟悉生殖道感染、乳腺疾病和宫颈癌等妇女常见疾病的症状和预防知识。建议家属加强对特殊时期妇女的心理关怀。掌握避孕方法知情选择，知晓各种避孕方法，了解自己使用的避孕方法的注意事项。认识到促进生殖健康对个人、家庭和社会的影响，增强性道德、性健康、性安全意识，拒绝不安全性行为，避免意外妊娠、过早生育以及性相关疾病传播。

——社会和政府：

1. 完善妇幼健康服务体系，实施妇幼健康和计划生育服务保障工程，以中西部和贫困地区为重点，加强妇幼保健机构基础设施建设，确保省、市、县三级均有1所标准化妇幼保健机构。加强儿科、产科、助产等急需紧缺人才培养，增强岗位吸引力。（卫生健康委牵头，发展改革委、教育部、财政部、人力资源社会保障部按职责分工负责）

2. 加强婚前、孕前、孕产期、新生儿期和儿童期保健工作，推广使用《母子健康手册》，为妇女儿童提供系统、规范的服务。健全出生缺陷防治网络，提高出生缺陷综合防治服务可及性。（卫生健康委负责）

3. 大力普及妇幼健康科学知识，推广婚姻登记、婚前医学检查和生育指导"一站式"服务模式。做好人工流产后避孕服务，规范产后避孕服务，提高免费避孕药具发放服务可及性。加强女职工劳动保护，避免准备怀孕和孕期、哺乳期妇女接触有毒有害物质和放射线。推动建设孕妇休息室、母婴室等设施。（卫生健康委牵头，民政部、全国总工会、全国妇联按职责分工负责）

4. 为拟生育家庭提供科学备孕及生育力评估指导、孕前优生服务，为生育困难的夫妇提供不孕不育诊治，指导科学备孕。落实国家免费孕前优生健康检查，推动城乡居民全覆盖。广泛开展产前筛查，普及产前筛查适宜技术，规范应用高通量基因测序等技术，逐步实现怀孕妇女孕28周前在自愿情况下至少接受1次产前筛查。在高发省份深入开展地中海贫血防控项目，逐步扩大覆盖范围。对确诊的先天性心脏病、唐氏综合征、神经管缺陷、地中海贫血等严重出生缺陷病例，及时给予医学指导和建议。（卫生健康委牵头，财政部按职责负责）

5. 落实妊娠风险筛查评估、高危专案管理、危急重症救治、孕产妇死亡个案报告和约谈通报5项制度，加强危重孕产妇和新生儿救治保障能力建设，健全救治会诊、转诊等机制。孕产妇和新生儿按规定参加基本医疗保险、大病保险，并按规定享受相关待遇，符合条件的可享受医疗救助补助政策。对早产儿进行专案管理，在贫困地区开展新生儿安全等项目。（卫生健康委牵头，发展改革委、财政部、医保局按职责分工

负责）

6. 全面开展新生儿疾病筛查，加强筛查阳性病例的随访、确诊、治疗和干预，提高确诊病例治疗率，逐步扩大新生儿疾病筛查病种范围。继续开展先天性结构畸形和遗传代谢病救助项目，聚焦严重多发、可筛可治、技术成熟、预后良好、费用可控的出生缺陷重点病种，开展筛查、诊断、治疗和贫困救助全程服务试点。建立新生儿及儿童致残性疾病和出生缺陷筛查、诊断、干预一体化工作机制。（卫生健康委牵头，财政部、中国残联按职责分工负责）

7. 做实 0~6 岁儿童健康管理，规范开展新生儿访视，指导家长做好新生儿喂养、护理和疾病预防。实施婴幼儿喂养策略，创新爱婴医院管理，将贫困地区儿童营养改善项目覆盖到所有贫困县。引导儿童科学均衡饮食，加强体育锻炼，实现儿童肥胖综合预防和干预。加强托幼机构卫生保健业务指导和监督工作。（卫生健康委牵头，发展改革委、教育部按职责分工负责）

8. 加强儿童早期发展服务，结合实施基本公共卫生服务项目，推动儿童早期发展均等化，促进儿童早期发展服务进农村、进社区、进家庭，探索适宜农村儿童早期发展的服务内容和模式。提高婴幼儿照护的可及性。完善残疾儿童康复救助制度。加强残疾人专业康复机构、康复医疗机构和基层医疗康复设施、人才队伍建设，健全衔接协作机制，不断提高康复保障水平。（卫生健康委牵头，发展改革委、教育部、财政部、全国妇联、中国残联按职责分工负责）

9. 以贫困地区为重点，逐步扩大农村妇女"两癌"筛查项目覆盖面，继续实施预防艾滋病、梅毒和乙肝母婴传播项目，尽快实现消除艾滋病母婴传播的目标。以肺炎、腹泻、贫血、哮喘、龋齿、视力不良、心理行为问题等为重点，推广儿童疾病综合管理适宜技术。（卫生健康委牵头，财政部、全国妇联按职责分工负责）

10. 在提供妇幼保健服务的医疗机构积极推广应用中医药适宜技术和方法，开展中成药合理使用和培训。扩大中医药在孕育调养、产后康复等方面应用。充分发挥中医药在儿童医疗保健服务中的作用。加强妇女儿童疾病诊疗中西医临床协作，提高疑难病、急危重症诊疗水平。（中医药局牵头，卫生健康委按职责负责）

（八）中小学健康促进行动。

中小学生处于成长发育的关键阶段。加强中小学健康促进，增强青少年体质，是促进中小学生健康成长和全面发展的需要。根据 2014 年中国学生体质与健康调研结果，我国 7~18 岁城市男生和女生的肥胖检出率分别为 11.1% 和 5.8%，农村男生和女生的肥胖检出率分别为 7.7% 和 4.5%。2018 年全国儿童青少年总体近视率为 53.6%。其中，6 岁儿童为 14.5%，小学生为 36.0%，初中生为 71.6%，高中生为 81.0%。中小学生肥胖、近视等健康问题突出。

此外，随着成长发育，中小学生自我意识逐渐增强，认知、情感、意志、个性发展逐渐成熟，人生观、世界观、价值观逐渐形成。因此，在此期间有效保护、积极促进其身心健康成长意义重大。

行动目标：

到 2022 年和 2030 年，国家学生体质健康标准达标优良率分别达到 50% 及以上和 60% 及以上；全国儿童青少年总体近视率力争每年降低 0.5 个百分点以上和新发近视率明显下降；小学生近视率下降到 38% 以下；符合要求的中小学体育与健康课程开课率达到 100%；中小学生每天校内体育活动时间不少于 1 小时；学校眼保健操普及率达到 100%；寄宿制中小学校或 600 名学生以上的非寄宿制中小学校配备专职卫生专业技术人员、600 名学生以下的非寄宿制中小学校配备专兼职保健教师或卫生专业技术人员的比例分别达到 70% 及以上和 90% 及以上；未配齐卫生专业技术人员的学校应由当地政府统一建立基层医疗卫生机构包片制度，实现中小学校全覆盖；配备专兼职心理健康工作人员的中小学校比例分别达到 80% 以上和 90% 以上；将学生体质健康情况纳入对学校绩效考核，与学校负责人奖惩挂钩，将高中体育科目纳入高中学业水平测试或高考综合评价体系；鼓励高校探索在特殊类型招生中增设体育科目测试。

提倡中小学生每天在校外接触自然光时间 1 小时以上；小学生、初中生、高中生每天睡眠时间分别不少于 10、9、8 个小时；中小学生非学习目的使用电子屏幕产品单次不宜超过 15 分钟，每天累计不宜超过 1 小时；学校鼓励引导学生达到《国家学生体质健康标准》良好及以上水平。

——个人：

1. 科学运动。保证充足的体育活动，减少久坐和视屏（观看电视，使用电脑、手机等）时间。课间休息，要离开座位适量活动。每天累计至少 1 小时中等强度及以上的运动，培养终身运动的习惯。

2. 注意用眼卫生。主动学习掌握科学用眼护眼等健康知识，养成健康用眼习惯。保持正确读写姿势。握笔的指尖离笔尖一寸、胸部离桌子一拳，书本离眼一尺，保持读写坐姿端正。读写要在采光良好、照明充足的环境中进行。白天学习时，充分利用自然光线照明，避免光线直射在桌面上。晚上学习时，同时打开台灯和房间大灯。读写连续用眼时间不宜超过 40 分钟。自觉减少电子屏幕产品使用。避免不良用眼行为，不在走路、吃饭、躺卧时，晃动的车厢内，光线暗弱或阳光直射下看书或使用电子屏幕产品。自我感觉视力发生明显变化时，及时告知家长和教师，尽早到眼科医疗机构检查和治疗。

3. 保持健康体重。学会选择食物和合理搭配食物的生活技能。每天吃早餐，合理选择零食，在两餐之间可选择适量水果、坚果或酸奶等食物作为零食。足量饮水，首选白开水，少喝或不喝含糖饮料。自我监测身高、体重等生长发育指标，及早发现、科学判断是否出现超重、肥胖等健康问题。

4. 了解传染病防控知识，增强体质，预防传染病，特别是预防常见呼吸道传染病。

5. 掌握科学的应对方法，促进心理健康。保持积极向上的健康心理状态，积极参加文体活动和社会实践。了解不良情绪对健康的影响，掌握调控情绪的基本方法。正确认识心理问题，学会积极暗示，适当宣泄，可以通过深呼吸或找朋友倾诉、写日记、画画、踢球等方式，将心中郁积的不良情绪如痛苦、委屈、愤怒等发泄出去，可向父母、老师、朋友等寻求帮助，还可主动接受心理辅导（心理咨询与治疗等）。

6. 合理、安全使用网络，增强对互联网信息的辨别力，主动控制上网时间，抵制网络成瘾。

7. 保证充足的睡眠，不熬夜。科学用耳、注意保护听力。早晚刷牙、饭后漱口，采用正确的刷牙方法，每次刷牙不少于 2 分钟。发生龋齿及时提醒家长陪同就医。不吸烟，拒吸二手烟，帮助家长戒烟。增强自身安全防范意识，掌握伤害防范的知识与技能，预防交通伤害、校园暴力伤害、溺水、性骚扰性侵害等。远离不安全性行为。

不以任何理由尝试毒品。

——家庭：

1. 通过亲子读书、参与讲座等多种方式给予孩子健康知识，以身作则，带动和帮助孩子形成良好健康行为，合理饮食，规律作息，每天锻炼。

2. 注重教养方式方法，既不溺爱孩子，也不粗暴对待孩子。做孩子的倾听者，帮助孩子正确面对问题、处理问题，关注孩子的心理健康。

3. 保障孩子睡眠时间，确保小学生每天睡眠 10 个小时、初中生 9 个小时、高中生 8 个小时，减少孩子近距离用眼和看电子屏幕时间。

4. 营造良好的家庭体育运动氛围，积极引导孩子进行户外活动或体育锻炼，确保孩子每天在校外接触自然光的时间达到 1 小时以上。鼓励支持孩子参加校外多种形式的体育活动，督促孩子认真完成寒暑假体育作业，使其掌握 1~2 项体育运动技能，引导孩子养成终身锻炼习惯。

5. 建议家长陪伴孩子时尽量减少使用电子屏幕产品。有意识地控制孩子特别是学龄前儿童使用电子屏幕产品，非学习目的的电子屏幕产品使用单次不宜超过 15 分钟，每天累计不宜超过 1 小时，使用电子屏幕产品学习 30~40 分钟后，建议休息远眺放松 10 分钟，年龄越小，连续使用电子屏幕产品的时间应越短。

6. 切实减轻孩子家庭和校外学业负担，不要盲目参加课外培训、跟风报班，建议根据孩子兴趣爱好合理选择。

7. 保障营养质量。鼓励孩子不挑食、不偏食，根据孩子身体发育情况均衡膳食，避免高糖、高盐、高油等食品的摄入。

8. 随时关注孩子健康状况，发现孩子出现疾病早期征象时，及时咨询专业人员或带其到医疗机构检查。

——学校：

1. 严格依据国家课程方案和课程标准组织安排教学活动，小学一二年级不布置书面家庭作业，三至六年级书面家庭作业完成时间不得超过 60 分钟，初中不得超过 90 分钟，高中阶段也要合理安排作业时间。

2. 全面推进义务教育学校免试就近入学全覆盖。坚决控制义务教育阶段校内统一考试次数，小学一二年级每学期不得超过 1 次，其他年级每学期不得超过 2 次。

3. 改善教学设施和条件，为学生提供符合健康要求的学习环境。加快消除"大班额"现象。每月调整学生座位，每学期对学生课桌椅高度进行个性化调整，使其适应学生生长发育变化。

4. 中小学校要严格组织全体学生每天上下午各做 1 次眼保健操。教师要教会学生掌握正确的执笔姿势，督促学生读写时坐姿端正，监督并随时纠正学生不良读写姿势。教师发现学生出现看不清黑板、经常揉眼睛等迹象时，要了解其视力情况。

5. 强化体育课和课外锻炼，确保中小学生在校时每天 1 小时以上体育活动时间。严格落实国家体育与健康课程标准，确保小学一二年级每周 4 课时，三至六年级和初中每周 3 课时，高中阶段每周 2 课时。中小学校每天安排 30 分钟大课间体育活动。有序组织和督促学生在课间时到室外活动或远眺，防止学生持续疲劳用眼。

6. 根据学校教育的不同阶段，设置相应的体育与健康教育课程，向学生教授健康行为与生活方式、疾病防控、心理健康、生长发育与青春期保健、安全应急与避险等知识，提高学生健康素养，积极利用多种形式对学生和家长开展健康教育。培训培养健康教育教师，开发和拓展健康教育课程资源。

7. 指导学生科学规范使用电子屏幕产品，养成信息化环境下良好的学习和用眼卫生习惯。严禁学生将个人手机、平板电脑等电子屏幕产品带入课堂，带入学校的要进行统一保管。使用电子屏幕产品开展教学时长原则上不超过教学总时长的30%，原则上采用纸质作业。

8. 加强医务室（卫生室、校医院、保健室等）力量，按标准配备校医和必要的设备。加强中小学校重点传染病防治知识宣传和防控工作，严格落实学校入学体检和因病缺勤病因追查及登记制度，减少学校流行性感冒、结核病等传染病聚集性疫情发生。严格落实学生健康体检制度，提醒身体健康状况有问题的学生到医疗机构检查。加强对学生营养管理和营养指导，开展针对学生的营养健康教育，中小学校食堂禁止提供高糖食品，校园内限制销售含糖饮料并避免售卖高盐、高糖及高脂食品，培养健康的饮食行为习惯。

9. 中小学校配备专兼职心理健康工作人员。关心留守儿童、流动儿童心理健康，为学生提供及时的心理干预。

——政府：

1. 研究修订《学校卫生工作条例》和《中小学健康教育指导纲要》等，制定《学校食品安全和营养健康管理规定》等，进一步健全学校体育卫生发展制度和体系。制定健康学校标准，开展健康学校建设。深化学校体育、健康教育教学改革，全国中小学普遍开设体育与健康教育课程。根据学生的成长规律和特点，分阶段确定健康教育内容并纳入评价范围，做到教学计划、教学材料、课时、师资"四到位"，逐步覆盖所有学生。（教育部牵头，卫生健康委等按职责分工负责）

2. 加强现有中小学卫生保健机构建设，按照标准和要求强化人员和设备配备。保障师生在校用餐食品安全和营养健康，加强义务教育学校食堂建设。坚决治理规范校外培训机构，每年对校外培训机构教室采光照明、课桌椅配备、电子屏幕产品等达标情况开展全覆盖专项检查。（教育部牵头，卫生健康委按职责负责）

3. 全面加强全国儿童青少年视力健康及其相关危险因素监测网络、数据收集与信息化建设。组建全国儿童青少年近视防治和视力健康专家队伍，科学指导儿童青少年近视防治和视力健康管理工作。按照采光和照明国家有关标准要求，对学校、托幼机构和校外培训机构教室（教学场所）以"双随机"方式进行抽检、记录并公布。建立基层医疗卫生机构包片联系中小学校制度。（卫生健康委牵头，教育部按职责负责）

4. 积极引导支持社会力量开展各类儿童青少年体育活动，有针对性地开展各类冬（夏）令营、训练营和体育赛事等，吸引儿童青少年广泛参加体育运动。（发展改革委、教育部、体育总局、共青团中央按职责分工负责）

5. 实施网络游戏总量调控，控制新增网络游戏上网运营数量，鼓励研发传播集知识性、教育性、原创性、技能性、趣味性于一体的优秀网络游戏作品，探索符合国情的适龄提示制度，采取措施限制未成年人使用时间。（中央网信办、工业和信息化部、国家新闻出版署按职责分工负责）

6. 完善学生健康体检制度和学生体质健康监测制度。把学校体育工作和学生体质健康状况纳入对地方政府、教育行政部门和学校的考核评价体系，与学校负责人奖惩挂钩。把学生健康知识、急救知识，特别是心肺复苏纳入考试内容，把健康知识、急救知识的掌握程度和体质健康测试情况作为学校学生评优评先、毕业考核和升学的重要指标，将高中体育科目纳入高中学业水平测试或高考综合评价体系，鼓励高校探索在特殊类型招生中增设体育科目测试。（教育部牵头，卫生健康委按职责负责）

（九）职业健康保护行动。

我国是世界上劳动人口最多的国家，2017年我国就业人口7.76亿人，占总人口的55.8%，多数劳动者职业生涯超过其生命周期的二分之一。工作场所接触各类危害因素引发的职业健康问题依然严重，职业病防治形势严峻、复杂，新的职业健康危害因素不断出现，疾病和工作压力导致的生理、心理等问题已成为亟待应对的职业健康新挑战。实施职业健康保护行动，强化政府监管职责，督促用人单位落实主体责任，提升职业健康工作水平，有效预防和控制职业病危害，切实保障劳动者职业健康权益，对维护全体劳动者身体健康、促进经济社会持续健康发展至关重要。

行动目标：

到2022年和2030年，劳动工时制度得到全面落实；工伤保险参保人数稳步提升，并于2030年实现工伤保险法定人群参保全覆盖；接尘工龄不足5年的劳动者新发尘肺病报告例数占年度报告总例数的比例实现明显下降并持续下降；辖区职业健康检查和职业病诊断服务覆盖率分别达到80%及以上和90%及以上；重点行业的用人单位职业病危害项目申报率达到90%及以上；工作场所职业病危害因素检测率达到85%及以上，接触职业病危害的劳动者在岗期间职业健康检查率达到90%及以上；职业病诊断机构报告率达到95%及以上。

提倡重点行业劳动者对本岗位主要危害及防护知识知晓率达到90%及以上并持续保持；鼓励各用人单位做好员工健康管理、评选"健康达人"，其中国家机关、学校、医疗卫生机构、国有企业等用人单位应支持员工率先树立健康形象，并给予奖励；对从事长时间、高强度重复用力、快速移动等作业方式以及视屏作业的人员，采取推广先进工艺技术、调整作息时间等措施，预防和控制过度疲劳和工作相关肌肉骨骼系统疾病的发生；采取综合措施降低或消除工作压力。

——劳动者个人：

1. 倡导健康工作方式。积极传播职业健康先进理念和文化。国家机关、学校、医疗卫生机构、国有企业等单位的员工率先树立健康形象，争做"健康达人"。

2. 树立健康意识。积极参加职业健康培训，学习和掌握与职业健康相关的各项制度、标准，了解工作场所存在的危害因素，掌握职业病危害防护知识、岗位操作规程、个人防护用品的正确佩戴和使用方法。

3. 强化法律意识，知法、懂法。遵守职业病防治法律、法规、规章。接触职业病危害的劳动者，定期参加职业健康检查；罹患职业病的劳动者，建议及时诊断、治疗，保护自己的合法权益。

4. 加强劳动过程防护。劳动者在生产环境中长期接触粉尘、化学危害因素、放射性危害因素、物理危害因素、生物危害因素等可能引起相关职业病。建议接触职业病危害因素的劳动者注意各类危害的防护，严格按照操作规程进行作业，并自觉、正确地佩戴个人职业病防护用品。

5. 提升应急处置能力。学习掌握现场急救知识和急性危害的应急处置方法，能够做到正确的自救、互救。

6. 加强防暑降温措施。建议高温作业、高温天气作业等劳动者注意预防中暑。可佩戴隔热面罩和穿着隔热、通风性能良好的防热服，注意使用空调等防暑降温设施进行降温。建议适量补充水、含食盐和水溶性维生素等防暑降温饮料。

7. 长时间伏案低头工作或长期前倾坐姿职业人群的健康保护。应注意通过伸展活动等方式缓解肌肉紧张，避免颈椎病、肩周炎和腰背痛的发生。在伏案工作时，需注意保持正确坐姿，上身挺直；调整椅子的高低，使双脚刚好合适地平踩在地面上。长时间使用电脑的，工作时电脑的仰角应与使用者的视线相对，不宜过分低头或抬头，建议每隔1~2小时休息一段时间，向远处眺望，活动腰部和颈部，做眼保健操和工间操。

8. 教师、交通警察、医生、护士等以站姿作业为主的职业人群的健康保护。站立时，建议两腿重心交替使用，防止静脉曲张，建议通过适当走动等方式保持腰部、膝盖放松，促进血液循环；长时间用嗓的，注意补充水分，常备润喉片，预防咽喉炎。

9. 驾驶员等长时间固定体位作业职业人群的健康保护。建议合理安排作业时间，做到规律饮食，定时定量；保持正确的作业姿势，将座位调整至适当的位置，确保腰椎受力适度，并注意减少震动，避免颈椎病、肩周炎、骨质增生、坐骨神经痛等疾病的发生；作业期间注意间歇性休息，减少憋尿，严禁疲劳作业。

——用人单位：

1. 鼓励用人单位为劳动者提供整洁卫生、绿色环保、舒适优美和人性化的工作环境，采取综合预防措施，尽可能减少各类危害因素对劳动者健康的影响，切实保护劳动者的健康权益。倡导用人单位评选"健康达人"，并给予奖励。

2. 鼓励用人单位在适宜场所设置健康小贴士，为单位职工提供免费测量血压、体重、腰围等健康指标的场所和设施，一般情况下，开会时间超过2小时安排休息10~15分钟。鼓励建立保护劳动者健康的相关制度，如：工间操制度、健身制度、无烟单位制度等。根据用人单位的职工人数和职业健康风险程度，依据有关标准设置医务室、紧急救援站、有毒气体防护站，配备急救箱等装备。

3. 新建、扩建、改建建设项目和技术改造、技术引进项目可能产生职业病危害的，建设单位应当依法依规履行建设项目职业病防护措施"三同时"（即建设项目的职业病防护设施与主体工程同时设计、同时施工、同时投入生产和使用）制度。鼓励用人单位优先采用有利于防治职业病和保护员工健康的新技术、新工艺、新设备、新材料，不得生产、经营、进口和使用国家明令禁止使用的可能产生职业病危害的设备或材料。对长时间、高强度、重复用力、快速移动等作业方式，采取先进工艺技术、调整作息时间等措施，预防和控制过度疲劳和相关疾病发生。采取综合措施降低或消除工作压力，预防和控制其可能产生的不良健康影响。

4. 产生职业病危害的用人单位应加强职业病危害项目申报、日常监测、定期检测与评价，在醒目位置设置公告栏，公布工作场所职业病危害因素检测结果和职业病危害事故应急救援措施等内容，对产生严重职业病危害的作业岗位，应当在其醒目位置，设置警示标识和中文警示说明。

5. 产生职业病危害的用人单位应建立职业病防治管理责任制，健全岗位责任体系，做到责任到位、投入到位、监管到位、防护到位、应急救援到位。用人单位应当根据存在的危害因素，设置或者指定职业卫生管理机构，配备专兼职的职业卫生管理人员，开展职业病防治、职业健康指导和管理工作。

6. 用人单位应建立完善的职业健康监护制度，依法组织劳动者进行职业健康检查，配合开展职业病诊断与鉴定等工作。对女职工定期进行妇科疾病及乳腺疾病的查治。

7. 用人单位应规范劳动用工管理，依法与劳动者签订劳动合同，合同中应明确劳动保护、劳动条件和职业病危害防护、女职工劳动保护及女职工禁忌劳动岗位等内容。用人单位应当保证劳动者休息时间，依法安排劳动者休假，落实女职工产假、产前检查及哺乳时间，杜绝违法加班；要依法按时足额缴纳工伤保险费。鼓励用人单位组建健康指导人员队伍，开展职工健康指导和管理工作。

——政府：

1. 研究修订《中华人民共和国职业病防治法》等法律法规，制修订职业病防治部门规章。梳理、分析、评估现有职业健康标准，以防尘、防毒、防噪声、防辐射为重点，以强制性标准为核心，研究制定、修订出台更严格、有效的国家职业健康标准和措施，完善职业病防治法规标准体系。加强对新型职业危害的研究识别、评价与控制，组织开展相关调查，研究制定规范标准，提出防范措施，适时纳入法定管理，以应对产业转型、技术进步可能产生的职业健康新问题。（卫生健康委牵头，科技部、司法部、市场监管总局按职责分工负责）

2. 研发、推广有利于保护劳动者健康的新技术、新工艺、新设备和新材料。以职业性尘肺病、噪声聋、化学中毒为重点，在矿山、建材、金属冶炼、化工等行业领域开展专项治理。严格源头控制，引导职业病危害严重的用人单位进行技术改造和转型升级。推动各行业协会制订并实施职业健康守则。（卫生健康委牵头，发展改革委、科技部、工业和信息化部、国务院国资委按职责分工负责）

3. 完善职业病防治技术支撑体系，按照区域覆盖、合理配置的原则，加强职业病防治机构建设，做到布局合理、功能健全。设区的市至少有1家医疗卫生机构承担本辖区内职业病诊断工作，县级行政区域原则上至少有1家医疗卫生机构承担本辖区职业健康检查工作。充分发挥各类职业病防治机构在职业健康检查、职业病诊断和治疗康复、职业病危害监测评价、职业健康风险评估等方面的作用，健全分工协作、上下联动的工作机制。加强专业人才队伍建设，鼓励高等院校扩大职业卫生及相关专业招生规模。推动企业职业健康管理队伍建设，提升企业职业健康管理能力。（卫生健康委牵头，发展改革委、教育部、财政部、人力资源社会保障部按职责分工负责）

4. 加强职业健康监管体系建设，健全职业健康监管执法队伍，重点加强县（区）、乡镇（街道）等基层执法力量，加强执法装备建设。加大用人单位监管力度，督促用人单位切实落实职业病防治主体责任。（卫生健康委牵头，发展改革委、财政部按职责分工负责）

5. 以农民工尘肺病为切入点，进一步加强对劳务派遣用工单位职业病防治工作的监督检查，优化职业病诊断程序和服务流程，提高服务质量。对加入工伤保险的尘肺病患者，加大保障力度；对未参加工伤保险的，按规定通过医疗保险、医疗救助等保障其医疗保障合法权益。加强部门间信息共享利用，及时交流用人单位职业病危害、劳动者职业健康和工伤保险等信息数据。（卫生健康委牵头，发展改革委、民政部、人力资源社会保障部、医保局按职责分工负责）

6. 改进职业病危害项目申报工作，建立统一、高效的监督执法信息管理机制。建立完善工作场所职业病危害因素检测、监测和职业病报告网络。适时开展工作场所职业病危害因素监测和职业病专项调查，系统收集相关信息。开展"互联网+职业健康"信息化建设，建立职业卫生和放射卫生大数据平台，利用信息化提高监管效率。（卫生健康委牵头，发展改革委、财政部按职责分工负责）

7. 将"健康企业"建设作为健康城市建设的重要内容，逐步拓宽丰富职业健康范围，积极研究将工作压力、肌肉骨骼疾病等新职业病危害纳入保护范围。推进企业依法履行职业病防治等相关法定责任和义务，营造企业健康文化，履行企业社会责任，有效保障劳动者的健康和福祉。（卫生健康委牵头，人力资源社会保障部、国务院国资委、全国总工会、全国妇联按职责分工负责）

（十）老年健康促进行动。

我国是世界上老年人口最多的国家。截至2018年底，我国60岁及以上老年人口约2.49亿，占总人口的17.9%；65岁及以上人口约1.67亿，占总人口的11.9%。我国老年人整体健康状况不容乐观，近1.8亿老年人患有慢性病，患有一种及以上慢性病的比例高达75%。失能、部分失能老年人约4 000万。开展老年健康促进行动，对于提高老年人的健康水平、改善老年人生活质量、实现健康老龄化具有重要意义。

行动目标：

到2022年和2030年，65~74岁老年人失能发生率有所下降；65岁及以上人群老年期痴呆患病率增速下降；二级以上综合性医院设老年医学科比例分别达到50%及以上和90%及以上；三级中医医院设置康复科比例分别达到75%和90%；养老机构以不同形式为入住老年人提供医疗卫生服务比例、医疗机构为老年人提供挂号就医等便利服务绿色通道比例分别达到100%；加强社区日间照料中心等社区养老机构建设，为居家养老提供依托；逐步建立支持家庭养老的政策体系，支持成年子女和老年父母共同生活，推动夯实居家社区养老服务基础。

提倡老年人知晓健康核心信息；老年人参加定期体检，经常监测呼吸、脉搏、血压、大小便情况，接受家庭医生团队的健康指导；鼓励和支持老年大学、老年活动中心、基层老年协会、有资质的社会组织等为老年人组织开展健康活动；鼓励和支持社会力量参与、兴办居家养老服务机构。

——个人和家庭：

1. 改善营养状况。主动学习老年人膳食知识，精心设计膳食，选择营养食品，保证食物摄入量充足，吃足量的鱼、虾、瘦肉、鸡蛋、牛奶、大豆及豆制品，多晒太阳，适量运动，有意识地预防营养缺乏，延缓肌肉衰减和骨质疏松。老年人的体重指数（BMI）在全人群正常值偏高的一侧为宜，消瘦的老年人可采用多种方法增加食欲和进食量，吃好三餐，合理加餐。消化能力明显降低的老年人宜制作细软食物，少量多餐。

2. 加强体育锻炼。选择与自身体质和健康状况相适应的运动方式，量力而行地进行体育锻炼。在重视有氧运动的同时，重视肌肉力量练习和柔韧性锻炼，适当进行平衡能力锻炼，强健骨骼肌肉系统，预防跌倒。参加运动期间，建议根据身体健康状况及时调整运动量。

3. 参加定期体检。经常监测呼吸、脉搏、血压、大小便情况，发现异常情况及时做好记录，必要时就诊。积极配合家庭医生团队完成健康状况评估、体格检查、辅助检查，了解自身脑、心、肺、胃、肝、肾等主要器官的功能情况，接受家庭医生团队的健康指导。

4. 做好慢病管理。患有慢性病的老年人应树立战胜疾病的信心，配合医生积极治疗，主动向医生咨询慢性病自我管理的知识、技能，并在医生指导下，做好自我管理，延缓病情进展，减少并发症，学习并运用老年人中医饮食调养，改善生活质量。

5. 促进精神健康。了解老年是生命的一个过程，坦然面对老年生活身体和环境的变化。多运动、多用脑、多参与社会交往，通过健康的生活方式延缓衰老、预防精神障碍和心理行为问题。老年人及其家属要了解老年期痴呆等疾病的有关知识，发现可疑症状及时到专业机构检查，做到早发现、早诊断、早治疗。一旦确诊老年人患有精神疾病，家属应注重对患者的关爱和照护，帮助患者积极遵循治疗训练方案。对认知退化严重的老年人，要照顾好其饮食起居，防止走失。

6. 注意安全用药。老年人共病发病率高，且药物代谢、转化、排泄能力下降，容易发生药物不良反应。生病及时就医，在医生指导下用药。主动监测用药情况，记录用药后主观感受和不良反应，复诊时及时向医生反馈。

7. 注重家庭支持。提倡家庭成员学习了解老年人健康维护的相关知识和技能，照顾好其饮食起居，关心关爱老年人心理、身体和行为变化情况，及早发现异常情况，及时安排就诊，并使家居环境保证足够的照明亮度，地面采取防滑措施并保持干燥，在水池旁、马桶旁、浴室安装扶手，预防老年人跌倒。

——社会：

1. 全社会进一步关注和关爱老年人，构建尊老、孝老的社区环境，鼓励老年大学、老年活动中心、基层老年协会、有资质的社会组织等宣传心理健康知识，组织开展有益身心的活动；培训专兼职社会工作者和心理工作者。引入社会力量，为有需要的老年人提供心理辅导、情绪疏解、悲伤抚慰等心理健康服务。

2. 支持社会组织为居家、社区、机构的失能、部分失能老人提供照护和精神慰藉服务。鼓励和支持社会力量参与、兴办居家养老服务。

3. 鼓励和支持科研机构与高新技术企业深度合作，充分运用互联网、物联网、大数据等信息技术手段，开展大型队列研究，研究判定与预测老年健康的指标、标准与方法，研发可穿戴老年人健康支持技术和设备。

4. 鼓励健康服务相关企业结合老年人身心特点，大力开展健康养生、健康体检、咨询管理、体质测定、体育健身、运动康复、健康旅游等多样化服务。

——政府：

1. 开展老年健身、老年保健、老年疾病防治与康复等内容的教育活动。积极宣传适宜老年人的中医养生保健方法。加强老年人自救互救卫生应急技能训练。推广老年期常见疾病的防治适宜技术，开展预防老年人跌倒等干预和健康指导。（卫生健康委牵头，民政部、文化和旅游部、体育总局、中医药局等按职责分工负责）

2. 实施老年人心理健康预防和干预计划，为贫困、空巢、失能、失智、计划生育特殊家庭和高龄独居老年人提供日常关怀和心理支持服务。加强对老年严重精神障碍患者的社区管理和康复治疗，鼓励老年人积极参与社会活动，促进老年人心理健康。（卫生健康委牵头，中医药局按职责负责）

3. 建立和完善老年健康服务体系。优化老年医疗卫生资源配置，鼓励以城市二级医院转型、新建等多种方式，合理布局，积极发展老年医院、康复医院、护理院等医疗机构。推动二级以上综合医院开设老年医学科，增加老年病床位数量，提高老年人医疗卫生服务的可及性。（发展改革委、卫生健康委按职责分工负责）

4. 强化基层医疗卫生服务网络功能，发挥家庭医生（团队）作用，为老年人提供综合、连续、协同、规范的基本医疗和公共卫生服务。为65岁及以上老年人免费建立健康档案，每年免费提供健康体检。为老年人提供家庭医生签约服务。研究制定上门巡诊、家庭病床的服务标准和操作规范。（民政部、卫生健康委、医保局、中医药局按职责分工负责）

5. 扩大中医药健康管理服务项目的覆盖广度和服务深度，根据老年人不同体质和健康状态提供更多中医养生保健、疾病防治等健康指导。推动中医医院与老年护理院、康复疗养机构等开展合作，推动二级以上中医医院开设老年医学科，增加老年服务资源，提供老年健康服务。（中医药局牵头，卫生健康委按职责负责）

6. 完善医养结合政策，推进医疗卫生与养老服务融合发展，推动发展中医药特色医养结合服务。鼓励养老机构与周边的医疗卫生机构开展多种形式的合作，推动医疗卫生服务延伸至社区、家庭。支持社会力量开办非营利性医养结合服务机构。（卫生健康委牵头，民政部、中医药局按职责分工负责）

7. 全面推进老年医学学科基础研究，提高我国老年医学的科研水平。推行多学科协作诊疗，重视老年综合征和老年综合评估。大力推进老年医学研究中心及创新基地建设，促进医研企共同开展创新性和集成性研究，打造高水平的技术创新与成果转化基地。（科技部、卫生健康委按职责分工负责）

8. 支持高等院校和职业院校开设老年医学相关专业或课程，以老年医学、康复、护理、营养、心理和社会工作等为重点，加快培养适应现代老年医学理念的复合型多层次人才。将老年医学、康复、护理人才作为急需紧缺人才纳入卫生人员培训规划，加强专业技能培训。（教育部、卫生健康委按职责分工负责）

9. 加快提出推进长期护理保险制度试点的指导意见。抓紧研究完善照护服务标准体系，建立健全长期照护等级认定标准、项目内涵、服务标准以及质量评价等行业规范和体制机制。（医保局牵头，卫生健康委按职责负责）

10. 逐步建立完善支持家庭养老的政策体系，支持成年子女与老年父母共同生活。从老年人实际需求出发，强化家庭养老功能，从社区层面整合资源，加强社区日间照料中心等居家养老服务机构、场所和相关服务队伍建设，鼓励为老年人提供上门服务，为居家养老提供依托。弘扬敬老、养老、助老的社会风尚。（民政部牵头，文化和旅游部、卫生健康委按职责分工负责）

11. 优化老年人住、行、医、养等环境，营造安全、便利、舒适、无障碍的老年宜居环境。推进老年人社区和居家适老化改造，支持适老住宅建设。（民政部、住房城乡建设部、交通运输部、卫生健康委按职责分工负责）

12. 鼓励专业技术领域人才延长工作年限，各地制定老年人力资源开发利用专项规划，鼓励引导老年人为社会做更多贡献。发挥老年人优良品行传帮带作用，支持老党员、老专家、老军人、老劳模、老干部开展关心教育下一代活动。鼓励老年人参加志愿服务，繁荣老年文化，做到"老有所为"。（中央组织部、民政部、人力资源社会保障部、退役军人部按职责分工负责）

（十一）心脑血管疾病防治行动。

心脑血管疾病具有高患病率、高致残率、高复发率和高死亡率的特点，带来了沉重的社会及经济负担。目前全国现有高血压患者 2.7 亿、脑卒中患者 1 300 万、冠心病患者 1 100 万。高血压、血脂异常、糖尿病，以及肥胖、吸烟、缺乏体力活动、不健康饮食习惯等是心脑血管疾病主要的且可以改变的危险因素。中国 18 岁及以上居民高血压患病率为 25.2%，血脂异常达到 40.4%，均呈现上升趋势。对这些危险因素采取干预措施不仅能够预防或推迟心脑血管疾病的发生，而且能够和药物治疗协同作用预防心脑血管疾病的复发。

行动目标：

到 2022 年和 2030 年，心脑血管疾病死亡率分别下降到 209.7/10 万及以下和 190.7/10 万及以下；30 岁及以上居民高血压知晓率分别不低于 55% 和 65%；高血压患者规范管理率分别不低于 60% 和 70%；高血压治疗率、控制率持续提高；所有二级及以上医院卒中中心均开展静脉溶栓技术；35 岁及以上居民年度血脂检测率不低于 27% 和 35%；乡镇卫生院、社区卫生服务中心提供 6 类以上中医非药物疗法的比例达到 100%，村卫生室提供 4 类以上中医非药物疗法的比例分别达到 70% 和 80%；鼓励开展群众性应急救护培训，取得培训证书的人员比例分别提高到 1% 及以上和 3% 及以上。

提倡居民定期进行健康体检；18 岁及以上成人定期自我监测血压，血压正常高值人群和其他高危人群经常测量血压；40 岁以下血脂正常人群每 2~5 年检测 1 次血脂，40 岁及以上人群至少每年检测 1 次血脂，心脑血管疾病高危人群每 6 个月检测 1 次血脂。

——个人：

1. 知晓个人血压。18 岁及以上成人定期自我监测血压，关注血压变化，控制高血压危险因素。超重或肥胖、高盐饮食、吸烟、长期饮酒、长期精神紧张、体力活动不足者等是高血压的高危人群。建议血压为正常高值者（120~139 mmHg /80~89 mmHg）及早注意控制以上危险因素。建议血压正常者至少每年测量 1 次血压，高危人群经常测量血压，并接受医务人员的健康指导。

2. 自我血压管理。在未使用降压药物的情况下，非同日 3 次测量收缩压 ≥140 mmHg 和（或）舒张压 ≥90 mmHg，可诊断为高血压。高血压患者要学会自我健康管理，认真遵医嘱服药，经常测量血压和复诊。

3. 注重合理膳食。建议高血压高危人群及患者注意膳食盐的摄入，每日食盐摄入量不超过 5 g，并戒酒，减少摄入富含油脂和高糖的食物，限量食用烹调油。

4. 酌情量力运动。建议心脑血管疾病高危人群（具有心脑血管既往病史或血压异常、血脂异常，或根据世界卫生组织发布的《心血管风险评估和管理指南》判断 10 年心脑血管疾病患病风险 ≥20%）及患者的运动形式根据个人健康和体质确定，考虑进行心脑血管风险评估，全方位考虑运动限度，以大肌肉群参与的有氧耐力运动为主，如健走、慢跑、游泳、太极拳等运动，活动量一般应达到中等强度。

5. 关注并定期进行血脂检测。40 岁以下血脂正常人群，每 2~5 年检测 1 次血脂；40 岁及以上人群至少每年检测 1 次血脂。心脑血管疾病高危人群每 6 个月检测 1 次血脂。

6. 防范脑卒中发生。脑卒中发病率、死亡率的上升与血压升高关系密切，血压越高，脑卒中风险越高。血脂异常与缺血性脑卒中发病率之间存在明显相关性。房颤是引发缺血性脑卒中的重要病因。降低血压，控制血脂，保持健康体重，可降低脑卒中风险。建议房颤患者遵医嘱采用抗凝治疗。

7. 学习掌握心脑血管疾病发病初期正确的自救措施及紧急就医指导。急性心肌梗死疼痛的部位（心前区、胸骨后、剑突下、左肩等）与心绞痛相同，但持续时间较长，程度重，并可伴有恶心、呕吐、出汗等症状，应让病人绝对卧床休息，松解领口，保持室内安静和空气流通。有条件者可立即吸氧，舌下含服硝酸甘油 1 片，同时立即呼叫急救中心，切忌乘公共汽车或扶病人步行去医院。早期脑卒中发病的特点是突然一侧肢体无力或者麻木，突然说话不清或听不懂别人讲话，突然视物旋转、站立不能，一过性视力障碍、眼前发黑，视物模糊，出现难以忍受的头痛，症状逐渐加重或呈持续性，伴有恶心、呕吐。出现这种情况时，应将患者放平，仰卧位，不要枕枕头，头偏向一侧，注意给病人保暖。同时，立即拨打急救电话，尽量快速到达医院。抓住 4 小时的黄金抢救时间窗，接受静脉溶栓治疗，可大幅降低致死率和致残率。

——社会和政府：

1. 鼓励、支持红十字会等社会组织和急救中心等医疗机构开展群众性应急救护培训，普及全民应急救护知识，使公众掌握基本必备的心肺复苏等应急自救互救知识与技能。到 2022 年和 2030 年取得急救培训证书的人员分别达到 1% 和 3%，按照师生 1：50 的比例对中小学教职人员进行急救员公益培训。完善公共场所急救设施设备配备标准，在学校、机关、企事业单位和机场、车站、港口客运站、大型商场、电影院等人员密集场所配备急救药品、器材和设施，配备自动体外除颤器（AED）。每 5 万人配置 1 辆救护车，缩短急救反应时间，院前医疗急救机构电话 10 秒接听率 100%，提高救护车接报后 5 分钟内的发车率。（卫生健康委牵头，教育部、财政部、中国红十字会总会等按职责分工负责）

2. 全面实施 35 岁以上人群首诊测血压制度。基层医疗卫生机构为辖区 35 岁及以上常住居民中原发性高血压患者提供规范的健康管理服务。乡镇卫生院和社区卫生服务中心应配备血脂检测仪器，扩大心脑血管疾病高危人群筛查干预覆盖面，在医院就诊人群中开展心脑血管疾病机会性筛查。增加高血压检出的设备与场所。（卫生健康委牵头，财政部等按职责分工负责）

3. 推进"三高"（高血压、高血糖、高血脂）共管，开展超重肥胖、血压血糖增高、血脂异常等高危人群的患病风险评估和干预指导，做好高血压、糖尿病、血脂异常的规范化管理。（卫生健康委、中医药局按职责分工负责）

4. 所有市（地）、县依托现有资源建设胸痛中心，形成急性胸痛协同救治网络。继续推进医院卒中中心建设。强化培训、质量控制和督导考核，推广普及适宜技术。（卫生健康委牵头，发展改革委等按职责分工负责）

5. 强化脑卒中、胸痛诊疗相关院前急救设备设施配备，推进完善并发布脑卒中、胸痛"急救地图"。建设医院急诊脑卒中、胸痛绿色通道，实现院前急救与院内急诊的互联互通和有效衔接，提高救治效率。二级及以上医院卒中中心具备开展静脉溶栓的能力，脑卒中筛查与防治基地医院和三级医院卒中中心具备开展动脉取栓的能力。加强卒中中心与基层医疗卫生机构的协作联动，提高基层医疗卫生机构溶栓知识知晓率和应对能力。（卫生健康委牵头，发展改革委、财政部按职责分工负责）

（十二）癌症防治行动。

癌症严重危害群众健康。《2017年中国肿瘤登记年报》显示，我国每年新发癌症病例约380万，死亡人数约229万，发病率及死亡率呈现逐年上升趋势。随着我国人口老龄化和工业化、城镇化进程不断加快，加之慢性感染、不健康生活方式的广泛流行和环境污染、职业暴露等因素的逐渐累积，我国癌症防控形势仍将十分严峻。国际经验表明，采取积极预防、早期筛查、规范治疗等措施，对于降低癌症的发病率和死亡率具有显著效果。

行动目标：

到2022年和2030年，总体癌症5年生存率分别不低于43.3%和46.6%；癌症防治核心知识知晓率分别不低于70%和80%；高发地区重点癌种早诊率达到55%及以上并持续提高；基本实现癌症高危人群定期参加防癌体检。

——个人：

1. 尽早关注癌症预防。癌症的发生是一个多因素、多阶段、复杂渐进的过程，建议每个人尽早学习掌握《癌症防治核心信息及知识要点》，积极预防癌症发生。

2. 践行健康生活方式，戒烟限酒、平衡膳食、科学运动、心情舒畅可以有效降低癌症发生。如：戒烟可降低患肺癌的风险，合理饮食可减少结肠癌、乳腺癌、食管癌、肝癌和胃癌的发生。

3. 减少致癌相关感染。癌症是不传染的，但一些与癌症发生密切相关的细菌（如幽门螺杆菌）、病毒（如人乳头瘤病毒、肝炎病毒、EB病毒等）则是会传染的。通过保持个人卫生和健康生活方式、接种疫苗（如肝炎病毒疫苗、人乳头瘤病毒疫苗）可以避免感染相关的细菌和病毒，从而预防癌症的发生。

4. 定期防癌体检。规范的防癌体检是发现癌症和癌前病变的重要途径。目前的技术手段可以早期发现大部分的常见癌症，如使用胃肠镜可以发现消化道癌，采用醋酸染色肉眼观察/碘染色肉眼观察（VIA/VILI）、宫颈脱落细胞学检查或高危型人乳头瘤病毒（HPV）DNA检测，可以发现宫颈癌，胸部低剂量螺旋CT可以发现肺癌，超声结合钼靶可以发现乳腺癌。建议高危人群选择专业的体检机构进行定期防癌体检，根据个体年龄、既往检查结果等选择合适的体检间隔时间。

5. 密切关注癌症危险信号。如：身体浅表部位出现的异常肿块；体表黑痣和疣等在短期内色泽加深或迅速增大；身体出现哽咽感、疼痛等异常感觉；皮肤或黏膜出现经久不愈的溃疡；持续性消化不良和食欲减退；大便习惯及性状改变或带血；持久性声音嘶哑、干咳、痰中带血；听力异常，流鼻血，头痛；阴道异常出血，特别是接触性出血；无痛性血尿，排尿不畅；不明原因的发热、乏力、进行性体重减轻等。出现上述症状时建议及时就医。

6. 接受规范治疗。癌症患者要到正规医院进行规范化治疗，不要轻信偏方或虚假广告，以免贻误治疗时机。

7. 重视康复治疗。要正视癌症，积极调整身体免疫力，保持良好心理状态，达到病情长期稳定。疼痛是癌症患者最常见、最主要的症状，可以在医生帮助下通过科学的止痛方法积极处理疼痛。

8. 合理膳食营养。癌症患者的食物摄入可参考《恶性肿瘤患者膳食指导》。保持每天适量的谷类食物、豆制品、蔬菜和水果摄入。在胃肠道功能正常的情况下，注意粗细搭配，适当多吃鱼、禽肉、蛋类，减少红肉摄入，对于胃肠道损伤患者，推荐制作软烂细碎的动物性食品。在抗肿瘤治疗期和康复期膳食摄入不足，且在经膳食指导仍不能满足目标需要量时，可积极接受肠内、肠外营养支持治疗。不吃霉变食物，限制烧烤（火烧、炭烧）、腌制和煎炸的动物性食物的摄入。

——社会和政府：

1. 对发病率高、筛查手段和技术方案比较成熟的胃癌、食管癌、结直肠癌、肺癌、宫颈癌、乳腺癌等重点癌症，制定筛查与早诊早治指南。各地根据本地区癌症流行状况，创造条件普遍开展癌症机会性筛查。（卫生健康委牵头，财政部按职责负责）

2. 制定工作场所防癌抗癌指南，开展工作场所致癌职业病危害因素的定期检测、评价和个体防护管理工作。（卫生健康委牵头，全国总工会按职责负责）

3. 制定并推广应用常见癌症诊疗规范和临床路径，创新中医药与现代技术相结合的中医癌症诊疗模式，提高临床疗效。做好患者康复指导、疼痛管理、长期护理、营养和心理支持，提高癌症患者生存质量。重视对癌症晚期患者的管理，推进安宁疗护试点工作。（卫生健康委、中医药局牵头，科技部、民政部按职责分工负责）

4. 开展癌症筛查、诊断、手术、化疗、放疗、介入等诊疗技术人员培训。推进诊疗新技术应用及管理。通过疑难病症诊治能力提升工程，加强中西部地区及基层能力，提高癌症防治同质化水平。（卫生健康委牵头，发展改革委、财政部按职责分工负责）

5. 促进基本医疗保险、大病保险、医疗救助、应急救助、商业健康保险及慈善救助等制度间的互补联动和有效衔接，形成保障合力，切实降低癌症患者就医负担。（民政部、卫生健康委、医保局、银保监会按职责分工负责）

6. 建立完善抗癌药物临床综合评价体系，针对临床急需的抗癌药物，加快审评审批流程。完善医保目录动态调整机制，按规定将符合条件的抗癌药物纳入医保目录。（财政部、卫生健康委、医保局、药监局按职责分工负责）

7. 加强农村贫困人口癌症筛查，继续开展农村贫困人口大病专项救治，针对农村特困人员和低保对象开展食管癌、胃癌、结肠癌、直肠癌、宫颈癌、乳腺癌和肺癌等重点癌症的集中救治。（卫生健康委牵头，民政部、医保局、国务院扶贫办按职责分工负责）

8. 健全死因监测和肿瘤登记报告制度，所有县区开展死因监测和肿瘤登记工作，定期发布国家和省级肿瘤登记报告。搭建国家癌症大数据平台，建成覆盖全国的癌症病例登记系统，开展癌症临床数据分析研究，为癌症诊治提供决策支持。（卫生健康委牵头，发展改革委按职责负责）

9. 在国家科技计划中进一步针对目前癌症防治攻关中亟须解决的薄弱环节加强科技创新部署。在科技创新2030重大项目中，强化癌症防治的基础前沿研究、诊治技术和应用示范的全链条部署。充分发挥国家临床医学研究中心及其协同网络在临床研究、成果转化、推广应用方面的引领示范带动作用，持续提升我国癌症防治的整体科技水平。（科技部、卫生健康委等按职责分工负责）

（十三）慢性呼吸系统疾病防治行动。

慢性呼吸系统疾病是以慢性阻塞性肺疾病（以下简称慢阻肺）、哮喘等为代表的一系列疾病。我国40岁及以上人群慢阻肺患病率为13.6%，总患病人数近1亿。慢阻肺具有高患病率、高致残率、高病死率和高疾病负担的特点，患病周期长、反复急性加重、有多种并发症，严重影响中老年患者的预后和生活质量。我国哮喘患者超过 3 000 万人，因病程长、反复发作，导致误工误学，影响儿童生长发育和患者生活质量。慢阻肺最重要的危险因素是吸烟、室内外空气污染物以及职业性粉尘和化学物质的吸入。哮喘的主要危险因素包括遗传性易感因素、环境过敏原的暴露、空气污染、病毒感染等。通过积极控制相关危险因素，可以有效预防慢性呼吸系统疾病的发生发展，显著提高患者预后和生活质量。

行动目标：

到 2022 年和 2030 年，70 岁及以下人群慢性呼吸系统疾病死亡率下降到 9/100 000 及以下和 8.1/100 000 及以下；40 岁及以上居民慢阻肺知晓率分别达到 15% 及以上和 30% 及以上。40 岁及以上人群或慢性呼吸系统疾病高危人群每年检查肺功能 1 次。

——个人：

1. 关注疾病早期发现。呼吸困难、慢性咳嗽和（或）咳痰是慢阻肺最常见的症状，40 岁及以上人群，长期吸烟、职业粉尘或化学物质暴露等危险因素接触者，有活动后气短或呼吸困难、慢性咳嗽咳痰、反复下呼吸道感染等症状者，建议每年进行 1 次肺功能检测，确认是否已患慢阻肺。哮喘主要表现为反复发作的喘息、气急、胸闷或咳嗽，常在夜间及凌晨发作或加重，建议尽快到医院确诊。

2. 注意危险因素防护。减少烟草暴露，吸烟者尽可能戒烟。加强职业防护，避免与有毒、有害气体及化学物质接触，减少生物燃料（木材、动物粪便、农作物残梗、煤炭等）燃烧所致的室内空气污染，避免大量油烟刺激，室外空气污染严重天气减少外出或做好戴口罩等防护措施。提倡家庭中进行湿式清扫。

3. 注意预防感冒。感冒是慢阻肺、哮喘等慢性呼吸系统疾病急性发作的主要诱因。建议慢性呼吸系统疾病患者和老年人等高危人群主动接种流感疫苗和肺炎球菌疫苗。

4. 加强生活方式干预。建议哮喘和慢阻肺患者注重膳食营养，多吃蔬菜、水果，进行中等量的体力活动，如太极拳、八段锦、走步等，也可以进行腹式呼吸、呼吸操等锻炼，在专业人员指导下积极参与康复治疗。建议积极了解医疗机构提供的"三伏贴"等中医药特色服务。

5. 哮喘患者避免接触过敏原和各种诱发因素。宠物毛发、皮屑是哮喘发病和病情加重的危险因素，建议有哮喘患者的家庭尽量避免饲养宠物。母乳喂养可降低婴幼儿哮喘发病风险。

——社会和政府：

1. 将肺功能检查纳入 40 岁及以上人群常规体检内容。推行高危人群首诊测量肺功能，发现疑似慢阻肺患者及时提供转诊服务。推动各地为社区卫生服务中心和乡镇卫生院配备肺功能检查仪等设备，做好基层专业人员培训。（卫生健康委牵头，发展改革委、财政部按职责分工负责）

2. 研究将慢阻肺患者健康管理纳入国家基本公共卫生服务项目，落实分级诊疗制度，为慢阻肺高危人群和患者提供筛查干预、诊断、治疗、随访管理、功能康复等全程防治管理服务，提高基层慢阻肺的早诊早治率和规范化管理率。（卫生健康委牵头，财政部按职责负责）

3. 着力提升基层慢性呼吸系统疾病防治能力和水平，加强基层医疗机构相关诊治设备（雾化吸入设施、氧疗设备、无创呼吸机等）和长期治疗管理用药的配备。（卫生

健康委牵头，发展改革委、财政部按职责分工负责）

4. 加强科技攻关和成果转化，运用临床综合评价、鼓励相关企业部门研发等措施，提高新型疫苗、诊断技术、治疗药物的可及性，降低患者经济负担。（科技部、卫生健康委、医保局按职责分工负责）

（十四）糖尿病防治行动。

糖尿病是一种常见的内分泌代谢疾病。我国 18 岁以上人群糖尿病患病率从 2002 年的 4.2%迅速上升至 2012 年的 9.7%，据估算，目前我国糖尿病患者超过 9 700 万，糖尿病前期人群约 1.5 亿。糖尿病并发症累及血管、眼、肾、足等多个器官，致残、致死率高，严重影响患者健康，给个人、家庭和社会带来沉重的负担。2 型糖尿病是我国最常见的糖尿病类型。肥胖是 2 型糖尿病的重要危险因素，糖尿病前期人群接受适当的生活方式干预可延迟或预防糖尿病的发生。

行动目标：

到 2022 年和 2030 年，18 岁及以上居民糖尿病知晓率分别达到 50%及以上和 60%及以上；糖尿病患者规范管理率分别达到 60%及以上和 70%及以上；糖尿病治疗率、糖尿病控制率、糖尿病并发症筛查率持续提高。

提倡 40 岁及以上人群每年至少检测 1 次空腹血糖，糖尿病前期人群每 6 个月检测 1 次空腹或餐后 2 小时血糖。

——个人：

1. 全面了解糖尿病知识，关注个人血糖水平。健康人 40 岁开始每年检测 1 次空腹血糖。具备以下因素之一，即为糖尿病高危人群：超重与肥胖、高血压、血脂异常、糖尿病家族史、妊娠糖尿病史、巨大儿（出生体重≥4 kg）生育史。6.1 mmol/L≤空腹血糖（FBG）<7.0 mmol/L，或 7.8 mmol/L≤糖负荷 2 小时血糖（2HPG）<11.1 mmol/L，则为糖调节受损，也称糖尿病前期，属于糖尿病的极高危人群。

2. 糖尿病前期人群可通过饮食控制和科学运动降低发病风险，建议每半年检测 1 次空腹血糖或餐后 2 小时血糖。同时密切关注其他心脑血管危险因素，并给予适当的干预措施。建议超重或肥胖者使体重指数（BMI）达到或接近 24 kg/m²，或体重至少下降 7%，每日饮食总热量至少减少 400~500 kcal，饱和脂肪酸摄入占总脂肪酸摄入的 30%以下，中等强度体力活动至少保持在 150 分钟/周。

3. 糖尿病患者加强健康管理。如出现糖尿病典型症状（"三多一少"即多饮、多食、多尿、体重减轻）且随机血糖≥11.1 mmol/L，或空腹血糖≥7.0 mmol/L，或糖负荷 2 小时血糖≥11.1 mmol/L，可诊断为糖尿病。建议糖尿病患者定期监测血糖和血脂，控制饮食，科学运动，戒烟限酒，遵医嘱用药，定期进行并发症检查。

4. 注重膳食营养。糖尿病患者的饮食可参照《中国糖尿病膳食指南》，做到：合理饮食，主食定量（摄入量因人而异），建议选择低血糖生成指数（GI）食物，全谷物、杂豆类占主食摄入量的三分之一；建议餐餐有蔬菜，两餐之间适量选择低 GI 水果；每周不超过 4 个鸡蛋或每两天 1 个鸡蛋，不弃蛋黄；奶类豆类天天有，零食加餐可选择少许坚果；烹调注意少油少盐；推荐饮用白开水，不饮酒；进餐定时定量，控制进餐速度，细嚼慢咽。进餐顺序宜为先吃蔬菜、再吃肉类、最后吃主食。

5. 科学运动。糖尿病患者要遵守合适的运动促进健康指导方法并及时作出必要的调整。每周至少有 5 天，每天半小时以上的中等量运动，适合糖尿病患者的运动有走步、游泳、太极拳、广场舞等。运动时需防止低血糖和跌倒摔伤。不建议老年患者参加剧烈运动。血糖控制极差且伴有急性并发症或严重慢性并发症时，不宜采取运动疗法。

——社会和政府：

1. 承担国家公共卫生服务项目的基层医疗卫生机构应为辖区内 35 岁及以上常住居民中 2 型糖尿病患者提供规范的健康管理服务，对 2 型糖尿病高危人群进行针对性的健康教育。（卫生健康委牵头，财政部按职责负责）

2. 落实糖尿病分级诊疗服务技术规范，鼓励医疗机构为糖尿病患者开展饮食控制指导和运动促进健康指导，对患者开展自我血糖监测和健康管理进行指导。（卫生健康委牵头，体育总局、中医药局按职责分工负责）

3. 促进基层糖尿病及并发症筛查标准化，提高医务人员对糖尿病及其并发症的早期发现、规范化诊疗和治疗能力。及早干预治疗糖尿病视网膜病变、糖尿病伴肾脏损害、糖尿病足等并发症，延缓并发症进展，降低致残率和致死率。（卫生健康委牵头，财政部按职责负责）

4. 依托区域全民健康信息平台，推进"互联网+公共卫生"服务，充分利用信息技术丰富糖尿病健康管理手段，创新健康服务模式，提高管理效果。（卫生健康委牵头，发展改革委、财政部按职责分工负责）

（十五）传染病及地方病防控行动。

近年来，我国传染病疫情总体形势稳中有降，但防控形势依然严峻。性传播成为艾滋病的主要传播途径，疫情逐步由易感染艾滋病危险行为人群向一般人群传播，波及范围广，影响因素复杂，干预难度大；现有慢性乙肝患者约 2 800 万人，慢性丙肝患者约 450 万，每年新发结核病患者约 90 万例。包虫病等重点寄生虫病仍然严重威胁流行地区居民的健康。地方病流行区域广、受威胁人口多，40% 的具有 1 种地方病，22% 的县有 3 种以上的地方病。地方病重点地区与贫困地区高度重合，全国 832 个国家级贫困县中，831 个县有碘缺乏病，584 个县有饮水型氟中毒、饮茶型地氟病、大骨节病、克山病等，因病致贫、返贫现象突出。加大传染病及地方病防治工作力度是维护人民健康的迫切需要，也是健康扶贫的重要举措。

行动目标：

到 2022 年和 2030 年，艾滋病全人群感染率分别控制在 0.15% 以下和 0.2% 以下；5 岁以下儿童乙型肝炎病毒表面抗原流行率分别控制在 1% 和 0.5% 以下；肺结核发病率下降到 55/100 000 以下，并呈持续下降趋势；以乡（镇、街道）为单位，适龄儿童免疫规划疫苗接种率保持在 90% 以上；法定传染病报告率保持在 95% 以上；到 2020 年消除疟疾并持续保持；到 2022 年有效控制和消除血吸虫病危害，到 2030 年消除血吸虫病；到 2022 年 70% 以上的流行县人群包虫病患病率在 1% 以下，到 2030 年所有流行县人群包虫病患病率在 1% 以下；到 2020 年持续消除碘缺乏危害；到 2022 年基本消除燃煤污染型氟砷中毒、大骨节病和克山病危害，有效控制饮水型氟砷中毒、饮茶型地氟病和水源性高碘危害；到 2030 年保持控制和消除重点地方病，地方病不再成为危害人民健康的重点问题。

提倡负责任和安全的性行为，鼓励使用安全套；咳嗽、打喷嚏时用胳膊或纸巾掩口鼻，正确、文明吐痰；充分认识疫苗对预防疾病的重要作用，积极接种疫苗。

——个人：

1. 提高自我防范意识。主动了解艾滋病、乙肝、丙肝的危害、防治知识和相关政策，抵制卖淫嫖娼、聚众淫乱、吸食毒品等违法犯罪行为，避免和减少易感染艾滋病、乙肝、丙肝的危险行为，不共用针头和针具、剃须刀和牙刷，忠诚于性伴侣，提倡负责任和安全的性行为，鼓励使用安全套。积极参与防治宣传活动，发生易感染危险行为后主动检测，不歧视感染者和患者。

2. 充分认识疫苗对于预防疾病的重要作用。接种乙肝疫苗是预防乙肝最安全有效的措施，医务人员、经常接触血液的人员、托幼机构工作人员、乙肝病毒表面抗原携带者的家庭成员、男性同性恋或有多个性伴侣者和静脉内注射毒品者等，建议接种乙肝疫苗。乙肝病毒表面抗原携带者母亲生育的婴儿，建议在出生 24 小时内（越早越好）接受乙肝免疫球蛋白和乙肝疫苗联合免疫，阻断母婴传播。注意饮食和饮水卫生，可预防甲肝和戊肝病毒感染。

3. 养成良好的卫生习惯。咳嗽、打喷嚏时用胳膊或纸巾掩口鼻，正确、文明吐痰。出现咳嗽、咳痰 2 周以上，或痰中带血等可疑症状时要及时到结核病定点医疗机构就诊。结核病患者要遵医嘱，坚持规律、全程、按时服药，坚持规范治疗后大多数可以治愈。家中有传染性肺结核患者时应采取适当的隔离措施。传染期肺结核患者应尽量避免去公共场所，外出时必须佩戴口罩，避免乘坐密闭交通工具。与传染性肺结核患者接触，或出入有较高传染风险的场所（如医院、结核科门诊等）时，建议佩戴医用防护口罩。

4. 儿童、老年人、慢性病患者的免疫力低、抵抗力弱，是流感的高危人群，建议在流感流行季节前在医生的指导下接种流感疫苗。

5. 饲养者应为犬、猫接种兽用狂犬病疫苗，带犬外出时，要使用犬链或给犬戴上笼嘴，防止咬伤他人。被犬、猫抓伤或咬伤后，应当立即冲洗伤口，并在医生的指导下尽快注射抗狂犬病免疫球蛋白（或血清）和人用狂犬病疫苗。

6. 接触禽畜后要洗手。不与病畜、病禽接触。不加工、不食用病死禽畜，或未经卫生检疫合格的禽畜肉。动物源性传染病病区内不吃生的或未煮熟煮透的禽畜肉，不食用野生动物。发现病死禽畜要及时向畜牧部门报告，并按照要求妥善处理。

7. 讲究个人卫生，做好防护。包虫病流行区居民要做到饭前洗手，家犬定期驱虫，犬粪深埋或焚烧进行无害化处理，染病牲畜内脏深埋不随意丢弃，防止其他动物进食；屠宰人员不随意丢弃牲畜内脏、不用生鲜内脏喂犬。血吸虫病流行区居民避免接触疫水，渔船民下水前做好防护措施；肝吸虫病流行区居民不生食或半生食鱼类、螺类和肉类，不用未经无害化处理的粪便喂鱼和施肥。钩虫病流行区居民避免赤足下水下田，加强防护。黑热病流行区居民使用药浸或长效蚊帐，安装纱门纱窗，减少人蛉接触，防止被叮咬。

8. 远离疾病。建议大骨节病病区居民尽量购买商品粮，不食用自产粮。建议克山病病区居民养成平衡膳食习惯，碘缺乏地区居民食用碘盐，牧区居民饮用低氟砖茶。建议饮水型氟砷中毒地区居民饮用改水后的合格水，做好自家管道维护；燃煤污染型氟砷中毒地区居民要尽量使用清洁能源或改良炉灶。

——社会和政府：

1. 动员社会各界参与艾滋病防治工作，支持社会团体、企业、基金会、有关组织和志愿者开展艾滋病防治宣传、感染者扶贫救助等公益活动，鼓励和支持对易感艾滋病危险行为人群开展动员检测和综合干预、感染者关怀救助等工作。（卫生健康委牵头，中央宣传部、民政部、财政部、中医药局、全国总工会、共青团中央、全国妇联、中国红十字会总会、全国工商联等按职责分工负责）

2. 落实血站血液艾滋病病毒、乙肝病毒、丙肝病毒核酸检测全覆盖，落实预防艾滋病、梅毒和乙肝母婴传播措施全覆盖，落实感染者救治救助政策。综合提高预防艾滋病宣传教育的针对性，提高综合干预的实效性，提高检测咨询的可及性和随访服务的规范性。（卫生健康委牵头，中央宣传部、中央政法委、中央网信办、发展改革委、教育部、工业和信息化部、公安部、民政部、司法部、财政部、交通运输部、农业农村部、文化和旅游部、海关总署、广电总局、药监局等按职责分工负责）

3. 全面实施病毒性肝炎各项防治措施，控制病毒性肝炎及其相关肝癌、肝硬化死亡上升趋势。鼓励有条件的地区对医务人员、经常接触血液的人员、托幼机构工作人员、乙型肝炎病毒表面抗原携带者家庭成员等高风险人群开展乙型肝炎疫苗接种，为食品生产经营从业人员、托幼机构工作人员、集体生活人员等易传播甲型肝炎病毒的重点人群接种甲型肝炎疫苗。（卫生健康委牵头，市场监管总局、药监局按职责负责）

4. 加大重点地区以及学生、老年人、贫困人口等重点人群的筛查力度，强化耐药筛查工作，及时发现结核病患者。实施结核病规范化治疗，提高诊疗水平。加强基层医疗卫生机构结核病患者全疗程健康管理服务。落实结核病救治保障政策。（卫生健康委牵头，教育部、医保局、国务院扶贫办按职责分工负责）

5. 持续开展流感监测和疫情研判，掌握流感病毒活动水平及流行动态，及时发布预警信息。鼓励有条件地区为 60 岁及以上户籍老人、托幼机构幼儿、在校中小学生和中等专业学校学生免费接种流感疫苗。保障流感疫苗供应。（卫生健康委牵头，教育部、工业和信息化部、药监局按职责分工负责）

6. 开展寄生虫病综合防控工作，加强环境卫生治理，降低农村寄生虫病流行区域人群感染率。在血吸虫病流行区坚持以控制传染源为主的防治策略，强化传染源管控关键措施，落实有螺环境禁牧，在血吸虫病流行区推广、建设无害化厕所和船舶粪便收容器，统筹综合治理阻断措施，压缩钉螺面积，结合河长制湖长制工作严控涉河湖畜禽养殖污染。（卫生健康委牵头，自然资源部、水利部、农业农村部、林草局按职责分工负责）

7. 完善犬只登记管理，加强对宠物饲养者责任约束，提升兽用狂犬病疫苗注射覆盖率。在包虫病流行区域，全面推行家犬拴养，定期开展犬驱虫，做好犬粪深埋、焚烧等无害化处理。开展包虫病人群筛查，对患者给予药物或手术治疗。逐步实行牲畜定点屠宰，加强对屠宰场（点）屠宰家畜的检验检疫，做好病变脏器的无害化处理。（公安部、住房城乡建设部、农业农村部、卫生健康委按职责分工负责）

8. 对饮水型氟砷中毒高发地区，完成改水工程建设；对居住分散、改水成本高的，可结合脱贫攻坚进行搬迁。对饮茶型地氟病高发地区，支持地方政府采取定点生产、财政补贴等措施，降低低氟砖茶价格，推广低氟砖茶。对燃煤型氟砷中毒高发地区，在有条件的地方推广清洁能源，不燃用高氟（砷）的煤，引导群众进行改炉改灶并使用改良炉灶。（国家民委、生态环境部、水利部、卫生健康委、市场监管总局等按职责分工负责）

9. 对大骨节病高发地区，制定针对病区 2~6 岁儿童的专项营养及换粮政策，确保儿童食用非病区粮食。在尊重群众意愿的基础上，将仍有新发病例的病区村进行整体搬迁。（发展改革委、农业农村部、粮食和储备局、国务院扶贫办按职责分工负责）

10. 做好大骨节病、氟骨症等重症患者的救治帮扶，对于符合农村贫困人口条件的患者，按照健康扶贫有关政策要求，加强综合防治和分类救治。对大骨节病、氟骨症等患者进行残疾评定，将符合条件的纳入残疾保障范围和最低生活保障范围。（卫生健康委牵头，民政部、医保局、国务院扶贫办等按职责分工负责）

四、保障措施

（一）加强组织领导。健康中国行动推进委员会（以下简称推进委员会）负责《健康中国行动》的组织实施，统筹政府、社会、个人参与健康中国行动，协调全局性工作，指导各地根据本地实际情况研究制定具体行动方案，研究确定年度工作重点并协调落实，组织开展行动监测评估和考核评价，下设专项行动工作组负责推动落实有关任务。各相关部门通力合作、各负其责。各省（区、市）要将落实本行动纳入重要议事日程，健全领导体制和工作机制，针对本地区威胁居民健康的主要健康问题，研究制定具体行动方案，分阶段、分步骤组织实施，确保各项工作目标如期实现。推动将健康融入所有政策，巩固提升卫生城镇创建，推进健康城市、健康村镇建设，并建成一批示范市（乡村），开展全民运动健身模范市（县）评选，有效整合资源，形成工作合力，确保行动实效。（卫生健康委牵头，教育部、体育总局等按职责分工负责，各省级人民政府分别负责）

（二）开展监测评估。监测评估工作由推进委员会统筹领导，各专项行动工作组负责具体组织实施。在推进委员会的领导下，各专项行动工作组围绕行动提出的目标指标和行动举措，健全指标体系，制定监测评估工作方案。以现有统计数据为基础，完善监测评估体系，依托互联网和大数据，发挥第三方组织作用，对主要倡导性指标和预期性指标、重点任务的实施进度和效果进行年度监测评估。各专项行动工作组根据监测情况每年形成各专项行动实施进展专题报告，推进委员会办公室发挥第三方组织作用，形成总体监测评估报告，经推进委员会同意后上报国务院并通报各有关部门和各省（区、市）党委、政府。在监测评估基础上，适时发布监测评估报告。各省（区、市）按要求开展本地区监测评估。（卫生健康委牵头，财政部、统计局等按职责分工负责，各省级人民政府分别负责）

（三）建立绩效考核评价机制。把《健康中国行动》实施情况作为健康中国建设国家总体考核评价的重要内容，强化各地党委、政府和各有关部门的落实责任。建立督导制度，每年开展一次专项督导。针对主要指标和重要任务，制定考核评价办法，强化对约束性指标的年度考核。建立考核问责机制，对各地区、各部门、各单位等的落实情况进行考核评价，把考评结果作为对各地区、各相关部门绩效考核的重要依据。对考评结果好的地区和部门，予以通报表扬并按照有关规定给予适当奖励；对进度滞后、工作不力的地区和部门，及时约谈并督促整改。各相关责任部门每半年向推进委员会报告工作进展。充分调动社会组织、企业的积极性，发挥行业协（学）会作用，做好专项调查，探索建立第三方考核评价机制。（中央组织部、财政部、卫生健康委等按职责分工负责，各省级人民政府分别负责）

（四）健全支撑体系。在推进委员会的领导下，从相关领域遴选专家，成立国家专家咨询委员会，各省（区、市）成立省级专家咨询委员会，为行动实施提供技术支撑，及时提出行动调整建议，并完善相关指南和技术规范。医疗保障制度要坚持保基本原则，合理确定基本医保待遇标准，使保障水平与经济社会发展水平相适应。从治疗方案标准、评估指标明确的慢性病入手，开展特殊慢性病按人头付费，鼓励医疗机构做好健康管理。促进"互联网+医疗健康"发展，创新服务模式。加大政府投入力度，强化支持引导，确保行动落实到位。依托社会力量依法成立健康中国行动基金会，为行动重点工作实施提供支持。鼓励金融机构创新产品和服务，推动形成资金来源多元化的保障机制。针对行动实施中的关键技术，结合国家科技重大专项、重点研发计划，加强科技攻关，对各项行动给予支持；同步开展卫生技术评估，不断增强行动的科学性、有效性和经济性。完善相关法律法规体系，以法治保障健康中国建设任务落实和目标实现。（卫生健康委牵头，发展改革委、科技部、民政部、财政部、人民银行、医保局、银保监会、证监会等按职责分工负责，各省级人民政府分别负责）

（五）加强宣传引导。设立健康中国行动专题网站，大力宣传实施行动、促进全民健康的重大意义、目标任务和重大举措。各有关责任部门要根据本行动要求，编制群众喜闻乐见的解读材料和文艺作品，并以有效方式引导群众了解和掌握，推动个人践行健康生活方式。设立健康形象大使，评选一批"健康达人"，发挥形象大使和"健康达人"的示范引领作用。加强正面宣传、科学引导和典型报道，增强社会的普遍认知，营造良好的社会氛围。高度重视医疗卫生机构和医务人员在行动实施中的重要作用，完善培养培训、服务标准、绩效考核等制度，鼓励引导广大医务人员践行"大卫生、大健康"理念，做好健康促进与教育工作。（卫生健康委牵头，中央宣传部、中央网信办、广电总局、全国总工会、共青团中央、全国妇联等按职责分工负责）

国务院办公厅关于印发健康中国
行动组织实施和考核方案的通知

国办发〔2019〕32号

各省、自治区、直辖市人民政府，国务院各部委、各直属机构：

《健康中国行动组织实施和考核方案》已经国务院同意，现印发给你们，请结合实际，认真组织实施。

国务院办公厅

2019年6月24日

健康中国行动组织实施和考核方案

为贯彻落实《"健康中国2030"规划纲要》和《国务院关于实施健康中国行动的意见》，完善健康中国建设推进协调机制，保障健康中国行动有效实施，制定本方案。

一、建立健全组织架构

（一）成立健康中国行动推进委员会。

依托全国爱国卫生运动委员会，国家层面成立健康中国行动推进委员会（以下简称"推进委员会"），制定印发《健康中国行动（2019—2030年）》（以下简称《健康中国行动》），统筹推进组织实施、监测和考核相关工作。

推进委员会主任由国务院分管领导同志担任，副主任由国家卫生健康委主要负责同志、国务院分管副秘书长以及教育、体育等相关部门负责同志担任，秘书长由国务院分管副秘书长、国家卫生健康委负责同志担任，委员由相关部门负责同志、专家、全国人大代表、全国政协委员和社会知名人士等担任。推进委员会办公室设在国家卫生健康委。

推进委员会设立专家咨询委员会，由推进委员会聘请相关领域专家组成，负责为健康中国行动推进实施提供技术支持。

推进委员会下设各专项行动工作组，负责专项行动的具体实施和监测工作。

各省（区、市）可参照国家层面的组织架构，组建或明确推进《健康中国行动》实施的议事协调机构，根据《健康中国行动》要求和本地实际情况研究制定具体行动方案并组织实施。

（二）工作机制。

推进委员会根据工作需要定期或不定期召开会议，包括全体会议、主任办公会议和办公室会议。

推进委员会负责研究确定年度工作重点，并协调推进各地区各部门工作落实，及时处理需要跨部门协调解决的问题；建立指标体系，并组织监测和考核；深入开展调查研究，对健康教育和重大疾病预防、治疗、康复、健康促进等提出指导性意见；根据疾病谱变化及医学进步等情况，研究适时调整指标、行动内容；推动成立基金会，形成健康中国建设资金来源多元化的保障机制；运用健康频道、网站、微信、微博、移动客户端以及短视频等媒体方式，加强健康科普和信息传播。

各有关部门要积极研究实施健康中国战略的重大问题，及时制定并落实《健康中国行动》的具体政策措施；提出年度任务建议并按照部署抓好工作落实；做好《健康中国行动》的宣传解读；认真落实全体会议、主任办公会议确定的工作任务和议定事项；互通信息，互相支持，密切配合，形成合力，共同推进健康中国建设各项工作。

二、加强监测评估

（一）监测主体。

监测评估工作由推进委员会统筹领导，各专项行动工作组负责具体组织实施，专家咨询委员会提供技术支撑。各省（区、市）按要求制定本地区监测评估办法。

（二）监测内容。

以现有统计数据为基础，完善统计监测体系，依托互联网和大数据，对主要指标、重点任务的实施进度进行年度监测。监测主要内容包括：各专项行动主要指标（包括结果性指标、个人和社会倡导性指标、政府工作性指标）的年度完成情况，专项行动目标实现情况，个人、社会和政府各项任务的落实情况。

（三）结果运用。

各专项行动工作组根据监测情况每年形成各专项行动实施进展专题报告。推进委员会办公室组织形成总体监测评估报告，经推进委员会同意后上报国务院并通报各省（区、市）党委、政府和各有关部门，适时发布监测评估报告。

三、做好考核工作

（一）考核主体。

考核工作由推进委员会统筹领导，推进委员会办公室负责具体组织实施，专家咨询委员会提供技术支撑。各省（区、市）党委和政府结合本地区实际，制定针对下一级党委和政府的考核办法，并细化落实到具体地方和单位。

（二）考核内容。

围绕健康中国建设主要目标任务要求，同时兼顾数据的可获得性，建立相对稳定的考核指标框架（见附件）。各省（区、市）在对下一级进行考核时，可根据本地实际情况对考核指标进行调整完善。

2019年和2020年进行试考核，通过两年的探索实践，逐步固定考核指标。要坚持科学考核，注意方式方法，力戒形式主义、官僚主义，不增加基层负担。

（三）结果运用。

将主要健康指标纳入各级党委、政府绩效考核指标，综合考核结果经推进委员会审定后通报，作为各省（区、市）、各相关部门党政领导班子和领导干部综合考核评价、干部奖惩使用的重要参考。

附件：健康中国行动考核指标框架见表3-2。

表3-2　健康中国行动考核指标框架

考核依据	序号	指标	基期水平	2022年全国目标值
《"健康中国2030"规划纲要》	1	人均预期寿命/岁	76.7	77.7
	2	婴儿死亡率/‰	6.8	≤7.5
	3	5岁以下儿童死亡率/‰	9.1	≤9.5
	4	孕产妇死亡率	0.019 6%	≤0.018%
	5	城乡居民达到《国民体质测定标准》合格以上的人数比例/%	2014年为89.6	≥90.86
	6	居民健康素养水平/%	14.18	≥22
	7	经常参加体育锻炼人数比例/%	2014年为33.9	≥37
	8	重大慢性病过早死亡率/%	2015年为18.5	≤15.9
	9	每千常住人口执业（助理）医师数/人	2.44	2.6
	10	个人卫生支出占卫生总费用的比重/%	28.8	27.5

表3-2（续）

考核依据	序号	指标	基期水平	2022年全国目标值
《健康中国行动》和相关规划文件	11	建立并完善健康科普专家库和资源库，构建健康科普知识发布和传播机制	—	实现
	12	建立医疗机构和医务人员开展健康教育和健康促进的绩效考核机制	—	实现
	13	产前筛查率/%	61.1	≥70
	14	新生儿遗传代谢性疾病筛查率/%	97.5	≥98
	15	农村适龄妇女宫颈癌和乳腺癌筛查覆盖率/%	52.6	≥80
	16	国家学生体质健康标准达标优良率/%	31.8	≥50
	17	符合要求的中小学体育与健康课程开课率/%	—	100
	18	中小学生每天校内体育活动时间/小时	—	≥1
	19	寄宿制中小学校或600名学生以上的非寄宿制中小学校配备专职卫生专业技术人员、600名学生以下的非寄宿制中小学校配备专兼职保健教师或卫生专业技术人员的比例/%	—	≥70
	20	配备专兼职心理健康工作人员的中小学校比例/%	—	≥80
	21	接尘工龄不足5年的劳动者新发尘肺病报告例数占年度报告总例数比例/%	—	下降
	22	二级以上综合性医院设老年医学科比例/%	—	≥50
	23	高血压患者规范管理率/%	2015年为50	≥60
	24	糖尿病患者规范管理率/%	2015年为50	≥60
	25	乡镇卫生院、社区卫生服务中心提供中医非药物疗法的比例（%），村卫生室提供中医非药物疗法的比例/%	—	100，70
	26	以乡（镇、街道）为单位适龄儿童免疫规划疫苗接种率/%	90	>90

注：未写明年份的基期水平值均为2017年数值。

国务院办公厅关于印发"十四五"国民健康规划的通知

国办发〔2022〕11 号

各省、自治区、直辖市人民政府，国务院各部委、各直属机构：

《"十四五"国民健康规划》已经国务院同意，现印发给你们，请认真贯彻执行。

国务院办公厅

2022 年 4 月 27 日

"十四五"国民健康规划

为全面推进健康中国建设，根据《中华人民共和国国民经济和社会发展第十四个五年规划和 2035 年远景目标纲要》《"健康中国 2030"规划纲要》，编制本规划。

一、规划背景

"十三五"时期，以习近平同志为核心的党中央把保障人民健康放在优先发展的战略位置，作出实施健康中国战略的决策部署。党中央、国务院召开全国卫生与健康大会，印发《"健康中国 2030"规划纲要》。国务院印发《关于实施健康中国行动的意见》。各地各有关部门认真贯彻落实，扎实推进健康中国建设，启动实施健康中国行动，深入开展爱国卫生运动，持续完善国民健康政策。重大疾病防治成效显著，居民健康素养水平从 10.25% 提高到 23.15%，人均基本公共卫生服务经费补助标准提高到 74 元，多数疫苗可预防传染病发病率降至历史最低水平，重大慢性病过早死亡率呈现下降趋势。重点人群健康服务不断完善，危重孕产妇和新生儿救治转运体系基本建立，儿童青少年近视监测和干预持续加强，老年健康与医养结合服务列入基本公共卫生服务。医药卫生体制改革深入推进，公立医院综合改革全面推开，药品和医用耗材加成全部取消，二级以上公立医院绩效考核全面实施；职工基本医疗保险、城乡居民基本医疗保险政策范围内住院费用支付比例分别稳定在 80% 和 70% 左右；基本药物数量从 520 种增加到 685 种，药品集中带量采购改革形成常态化机制，国家集中采购中选药品价格平均下降 53%；医疗卫生服务体系不断完善，分级诊疗制度建设有序推进；社会办医稳步发展，健康产业规模显著扩大。健康扶贫任务全面完成，832 个脱贫县县级医院服务能力全面提升，远程医疗服务覆盖全部脱贫县并向乡镇卫生院延伸，历史性消除脱贫地区乡村医疗卫生机构和人员"空白点"；大病专项救治病种扩大到 30 种，高血压等 4 种慢性病患者优先纳入家庭医生签约服务，2 000 多万贫困患者得到分类救治，近 1 000 万因病致贫返贫户成功脱贫，基本医疗有保障全面实现。中医药服务体系持续完善，独特优势日益彰显。

经过努力，人民健康水平不断提高。2015 年至 2020 年，人均预期寿命从 76.34 岁提高到 77.93 岁，婴儿死亡率从 8.1‰ 降至 5.4‰，5 岁以下儿童死亡率从 10.7‰ 降至 7.5‰，孕产妇死亡率从 20.1/100 000 降至 16.9/100 000，主要健康指标居于中高收入国家前列，个人卫生支出占卫生总费用的比重下降到 27.7%。同时也应看到，我国仍面临多重疾病威胁并存、多种健康影响因素交织的复杂局面。全球新冠肺炎疫情仍处于大流行状态，新发突发传染病风险持续存在，一些已经控制或消除的传染病面临再流行风险。慢性病发病率上升且呈年轻化趋势，患有常见精神障碍和心理行为问题人数逐年增多，食品安全、环境卫生、职业健康等问题仍较突出。同时，人口老龄化进程加快，康复、护理等需求迅速增长。优生优育、婴幼儿照护服务供给亟待加强。需要加快完善国民健康政策，持续推进健康中国建设，不断满足人民群众日益增长的健康需求。

二、总体要求

（一）指导思想。

坚持以习近平新时代中国特色社会主义思想为指导，全面贯彻党的十九大和十九届历次全会精神，统筹推进"五位一体"总体布局，协调推进"四个全面"战略布局，认真落实党中央、国务院决策部署，坚持稳中求进工作总基调，立足新发展阶段，完整、准确、全面贯彻新发展理念，构建新发展格局，把人民群众生命安全和身体健康放在第一位，贯彻新时代党的卫生健康工作方针，全面推进健康中国建设，实施积极应对人口老龄化国家战略，加快实施健康中国行动，深化医药卫生体制改革，持续推动发展方式从以治病为中心转变为以人民健康为中心，为群众提供全方位全周期健康服务，不断提高人民健康水平。

（二）基本原则。

健康优先，共建共享。加快构建保障人民健康优先发展的制度体系，推动把健康融入所有政策，形成有利于健康的生活方式、生产方式，完善政府、社会、个人共同行动的体制机制，形成共建共治共享格局。

预防为主，强化基层。把预防摆在更加突出的位置，聚焦重大疾病、主要健康危险因素和重点人群健康，强化防治结合和医防融合。坚持以基层为重点，推动资源下沉，密切上下协作，提高基层防病治病和健康管理能力。

提高质量，促进均衡。把提高卫生健康服务供给质量作为重点，加快优质医疗卫生资源扩容和区域均衡布局，不断提升基本医疗卫生服务公平性和可及性，缩小城乡、区域、人群之间资源配置、服务能力和健康水平差异。

改革创新，系统整合。坚持基本医疗卫生事业公益性，破除重点领域关键环节体制机制障碍。统筹发展和安全，提高重大风险防范处置能力。统筹预防、诊疗、康复，优化生命全周期、健康全过程服务。发挥中医药独特优势，促进中西医相互补充、协调发展。

（三）发展目标。

到2025年，卫生健康体系更加完善，中国特色基本医疗卫生制度逐步健全，重大疫情和突发公共卫生事件防控应对能力显著提升，中医药独特优势进一步发挥，健康科技创新能力明显增强，人均预期寿命在2020年基础上继续提高1岁左右，人均健康预期寿命同比例提高。

——公共卫生服务能力显著增强。基本建成能有效应对重大疫情和突发公共卫生事件、适应国家公共卫生安全形势需要的强大公共卫生体系，早期监测、智能预警、快速反应、高效处置、综合救治能力显著提升。

——一批重大疾病危害得到控制和消除。艾滋病疫情继续控制在低流行水平，结核病发病率进一步降低，寄生虫病、重点地方病和人畜共患病危害持续得到控制和消除，重大慢性病发病率上升趋势得到遏制，心理相关疾病发生的上升趋势减缓，严重精神障碍、职业病得到有效控制。

——医疗卫生服务质量持续改善。基层医疗卫生服务能力不断提升，全方位全周期健康服务体系逐步健全，分级诊疗格局逐步构建，中医药特色优势进一步彰显。

——医疗卫生相关支撑能力和健康产业发展水平不断提升。适应行业特点的医学教育和人才培养体系逐步健全，卫生健康科技创新能力进一步增强，卫生健康信息化建设加快推进，健康服务、医药制造等健康产业持续发展。

——国民健康政策体系进一步健全。卫生健康法律法规体系更加完善，医药卫生体制改革持续深化，保障人民健康优先发展的制度体系和健康影响评价评估制度逐步建立，卫生健康治理能力和治理水平进一步提升。

主要发展指标见表3-3。

表3-3　主要发展指标

领域	主要指标	2020年	2025年	性质
健康水平	人均预期寿命/岁	77.93	提高1岁	预期性
	人均健康预期寿命/岁	—	同比例提高	预期性
	孕产妇死亡率/%	0.016 9	≤0.014 5	预期性
	婴儿死亡率/‰	5.4	≤5.2	预期性
	5岁以下儿童死亡率/‰	7.5	≤6.6	预期性
	重大慢性病过早死亡率/%	16.0	≤15.0	预期性
健康生活	居民健康素养水平/%	23.15	25.0	预期性
	经常参加体育锻炼人数比例/%	37.2	38.5	预期性
	15岁以上人群吸烟率/%	25.8	23.3	预期性
健康服务	孕产妇系统管理率和3岁以下儿童系统管理率/%	>85	>85	预期性
	以乡（镇、街道）为单位适龄儿童免疫规划疫苗接种率/%	>90	>90	约束性
	严重精神障碍管理率/%	>90	>90	约束性
	全国儿童青少年总体近视率/%	52.7	力争每年降低0.5个百分点以上	约束性
	设置中医临床科室的二级以上公立综合医院比例/%	86.75	90	预期性
健康保障	个人卫生支出占卫生总费用的比重/%	27.7	27	约束性
	职工基本医疗保险政策范围内住院费用基金支付比例/%	85.2	保持稳定	预期性
	城乡居民基本医疗保险政策范围内住院费用基金支付比例/%	70	保持稳定	预期性

表3-3(续)

领域	主要指标	2020 年	2025 年	性质
健康环境	地级及以上城市空气质量优良天数比率/%	87	87.50	约束性
	地表水达到或好于 Ⅲ 类水体比例/%	83.4	85	约束性
	国家卫生城市占比/%	57.5	持续提升	预期性
健康产业	健康服务业总规模/万亿元	—	>11.5	预期性

展望 2035 年，建立与基本实现社会主义现代化相适应的卫生健康体系，中国特色基本医疗卫生制度更加完善，人均预期寿命达到 80 岁以上，人均健康预期寿命逐步提高。

四、织牢公共卫生防护网

（一）提高疾病预防控制能力。

明确各级疾病预防控制机构职责定位，强化疾病预防控制体系军民融合、防治结合、全社会协同，强化上级疾病预防控制机构对下级机构的业务领导和工作协同，强化医疗机构公共卫生责任。落实城乡基层医疗卫生机构疾病预防控制、公共卫生管理服务职责，完善疾病预防控制部门与城乡社区联动机制，夯实联防联控、群防群控的基础。创新医防协同机制，加强疾病预防控制机构对医疗机构疾病预防控制工作的技术指导和监督考核，建立完善人员通、信息通、资源通和监督监管相互制约的机制。探索推进疾病预防控制机构专业人员参与医疗联合体工作，推动县级疾病预防控制机构与县域医共体协同发展。持续完善国家基本公共卫生服务项目和重大传染病防控等项目，优化服务内涵，提高服务质量，实行科学动态调整，做到有进有出，提高防治结合和健康管理服务水平，推进基本公共卫生服务均等化。

（二）完善监测预警机制。

完善传染病疫情和突发公共卫生事件监测系统，改进不明原因疾病和异常健康事件监测机制，强化公共卫生信息系统与医疗机构信息系统对接协同。充分发挥国家监测预警信息平台作用，探索建立跨区域疫情监测站点，实现不明原因传染病疫情和突发公共卫生事件实时分析、集中研判、及时报告。研究建立完善新发未知传染病多点触发预警机制，依托公共卫生、动物疫病、口岸检疫、食品安全、生态环境等系统拓展信息报告渠道，打通科研院所和第三方检测机构报告渠道，开通社会公众主动报告渠道。压实信息报告责任，明确传染病疫情和突发公共卫生事件的报告内容、程序、方式和时限等具体要求。健全风险评估方法和制度，提高监测分析、综合评价和潜在隐患早期识别能力。

（三）健全应急响应和处置机制。

发挥集中统一高效的应急指挥体系作用，完善体制机制，实现监测预警、发现报告、风险评估、信息发布、应急处置和医疗救治等环节职责清晰、无缝对接，确保指令清晰、系统有序、条块畅达、执行有力。构建分层分类、高效实用的应急预案体系。完善传染病疫情和突发公共卫生事件分级应急响应机制，规范决策主体和处置原则，明确相关部门及机构的职责分工和工作机制。提升医务人员早期识别和应急处置水平，完善首诊负责、联合会诊等制度和处置流程，提高各级各类医疗卫生机构规范化处置能力。完善重大疫情医疗废物应急处置机制。依托大型综合医院，建立健全分级分类的卫生应急队伍，提高紧急医学救援能力。建立重大传染病疫情和突发事件国家救援力量整体调动与支援机制。

（四）提高重大疫情救治能力。

全面提高二级以上综合医院（含中医医院，下同）感染性疾病科和发热门诊、留观室服务能力，全面提升急诊、重症、呼吸、检验、麻醉、消化、心血管、护理、康复等专科服务能力。提高医疗卫生机构实验室检测能力。依托高水平医疗卫生机构，发挥国家重大传染病防治基地作用，提高辐射带动能力。提高中医疫病防治能力。进一步完善地市级传染病救治网络，提高县级医院传染病检测和诊治能力。强化基层医疗卫生机构传染病防控能力。提升边境地区执法执勤力量科学应对重大疫情能力。加强医疗机构应急物资配置，鼓励企业、机关单位和居民参与储备，建立健全应急物资调配协同联动机制。

专栏1　构建强大公共卫生体系项目

国家基本公共卫生服务项目：优化服务内涵，提高服务质量。

重大疫情防控救治能力提升：提升监测预警能力、实验室检测能力、应急响应和处置能力、紧急医学救援能力、传染病救治能力、边境地区疫情防控救治能力。

四、全方位干预健康问题和影响因素

（一）普及健康生活方式。

加强健康促进与教育。完善国家健康科普专家库和资源库，构建全媒体健康科普知识发布和传播机制，鼓励医疗机构和医务人员开展健康促进与健康教育。深入开展健康知识宣传普及，提升居民健康素养。开展健康县区建设，国家和省级健康县区比例不低于40%。进一步推进健康促进医院建设，二级以上医院中健康促进医院比例不低于50%。持续推进中小学健康促进专项行动，深化学校健康教育改革，切实保证学校健康教育时间，提升健康教育教学效果。

推行健康生活方式。全面实施全民健康生活方式行动，推进"三减三健"（减盐、减油、减糖，健康口腔、健康体重、健康骨骼）等专项行动。实施国民营养计划和合理膳食行动，倡导树立珍惜食物的意识和养成平衡膳食的习惯，推进食品营养标准体系建设，健全居民营养监测制度，强化重点区域、重点人群营养干预。开展控烟行动，大力推进无烟环境建设，持续推进控烟立法，综合运用价格、税收、法律等手段提高控烟成效，强化戒烟服务。加强限酒健康教育，控制酒精过度使用，减少酗酒。

开展全民健身运动。深化体卫融合，举办全民健身主题示范活动，倡导主动健康理念，普及运动促进健康知识。构建更高水平的全民健身公共服务体系，推进公共体育场馆和学校体育场馆开放共享，提高健身步道等便民健身场所覆盖面。保障学校体育课和课外锻炼时间。落实国民体质监测制度，推动国民体质监测站点与医疗卫生机构合作，在有条件的社区医疗卫生机构设立科学健身门诊。针对特殊人群开展体育健身指导，加强非医疗健康干预，建立完善运动处方库，推进处方应用。

（二）加强传染病、寄生虫病和地方病防控。

做好重点传染病防控。做好新冠肺炎疫情防控，完善落实常态化防控措施，巩固疫情防控成果。坚持多病共防，进一步加强流感、登革热等重点传染病监测和分析研判，统筹做好人感染禽流感、埃博拉出血热等新发突发传染病防控，有效防控霍乱、手足口病、麻疹等重点传染病疫情。强化鼠疫自然疫源地、重点地区和疫源不明地区动物间鼠疫的监测、疫源性调查、风险评估和及时处置，加强区域鼠疫联防联控。继续将艾滋病疫情控制在低流行水平，突出重点地区、重点人群和重点环节，有效落实宣传教育、综合干预、检测咨询、治疗随访、综合治理等防治措施。全面实施病毒性肝炎防治措施，开展消除丙肝公共卫生危害行动。全面落实结核病防治策略，加强肺结核患者发现和规范化诊疗，实施耐药高危人群筛查，强化基层医疗卫生机构结核病患者健康管理，加大肺结核患者保障力度。实施以传染源控制为主的狂犬病、布病等人畜共患病综合治理，加大动物源头防控力度。

强化疫苗预防接种。加强疫苗可预防传染病监测。稳妥有序做好新冠病毒疫苗接种工作，加强全流程管理，确保接种安全，逐步提高人群接种率。做好流感疫苗供应保障，推动重点人群流感疫苗接种。根据需要适时调整国家免疫规划疫苗种类。加强免疫规划冷链系统管理，提升追溯能力。加大疑似预防接种异常反应监测力度。

巩固重点寄生虫病、地方病防治成果。在血吸虫病流行区坚持以控制传染源为主的综合防治策略，加强黑热病等虫媒传染病防控，实施包虫病综合防治策略，持续保持消除疟疾状态。完善地方病防控策略，确保持续消除碘缺乏危害，保持基本消除燃煤污染型氟砷中毒、大骨节病和克山病危害，有效控制饮水型氟砷中毒、饮茶型地氟病和水源性高碘危害。

（三）强化慢性病综合防控和伤害预防干预。

实施慢性病综合防控策略。加强国家慢性病综合防控示范区建设，到 2025 年覆盖率达到 20%。提高心脑血管疾病、癌症、慢性呼吸系统疾病、糖尿病等重大慢性病综合防治能力，强化预防、早期筛查和综合干预，逐步将符合条件的慢性病早诊早治适宜技术按规定纳入诊疗常规。针对 35 岁以上门诊首诊患者，积极推进二级以下医院和基层医疗卫生机构开展血压普查工作。在医院就诊人群中开展心脑血管疾病机会性筛查。推进机关、企事业单位、公共场所设置免费自助血压检测点，引导群众定期检测。推进"三高"（高血压、高血糖、高血脂）共管，高血压、2 型糖尿病患者基层规范管理服务率达到 65% 以上。将肺功能检查纳入 40 岁以上人群常规体检，推行高危人群首诊测量肺功能，提升呼吸系统疾病早期筛查和干预能力。多渠道扩大癌症早诊早治覆盖范围，指导各地结合实际普遍开展重点癌症机会性筛查。以龋病、牙周病等口腔常见病防治为重点，加强口腔健康工作，12 岁儿童龋患率控制在 30% 以内。强化死因监测、肿瘤随访登记和慢性病与营养监测体系建设，探索建立健康危险因素监测评估制度。逐步建立完善慢性病健康管理制度和管理体系，推动防、治、康、管整体融合发展。

加强伤害预防干预。完善全国伤害监测体系，拓展儿童伤害监测，开发重点伤害干预技术标准和指南。实施交通安全生命防护工程，减少交通伤害事件的发生。加强儿童和老年人伤害预防和干预，减少儿童溺水和老年人意外跌倒。完善产品伤害监测体系，建立健全消费品质量安全事故强制报告制度，加强召回管理，减少消费品安全伤害。

（四）完善心理健康和精神卫生服务。

促进心理健康。健全社会心理健康服务体系，加强心理援助热线的建设与宣传，为公众提供公益服务。加强抑郁症、焦虑障碍、睡眠障碍、儿童心理行为发育异常、老年痴呆等常见精神障碍和心理行为问题干预。完善心理危机干预机制，将心理危机干预和心理援助纳入突发事件应急预案。

提高精神卫生服务能力。推广精神卫生综合管理机制，完善严重精神障碍患者多渠道管理服务。按规定做好严重精神障碍患者等重点人群救治救助综合保障。提高常见精神障碍规范化诊疗能力，鼓励上级精神卫生专业机构为县（市、区、旗）、乡镇（街道）开展远程服务。建立精神卫生医疗机构、社区康复机构及社会组织、家庭相衔接的精神障碍社区康复服务模式。

（五）维护环境健康与食品药品安全。

加强环境健康管理。深入开展污染防治行动，基本消除重污染天气，完善水污染防治流域协同机制，基本消除劣 V 类国控断面和城市黑臭水体。加强噪声污染治理，全国声环境功能区夜间达标率达到 85%。加强噪声对心脑血管、心理等疾病的健康风险研究。加强餐饮油烟治理。持续推进北方地区城市清洁取暖，加强农村生活和冬季取暖散煤替代。开展新污染物健康危害识别和风险评估。强化公共场所及室内环境健康风险评价。完善环境健康风险评估技术方法、监测体系和标准体系，逐步建立国家环境与健康监测、调查和风险评估制度。探索建立重大工程、重大项目健康影响评估技术体系。开展药品环境风险评估制度研究。加强医疗机构内部废弃物源头分类和管理，加快建设地级及以上城市医疗废弃物集中处置设施。加强排放物中粪大肠菌群、肠道病毒等指标监测。提升居民环境与健康素养，构建各方积极参与、协作共建健康环境的格局。

强化食品安全标准与风险监测评估。完善食品安全风险监测与评估工作体系和食品安全技术支持体系，提高食品安全标准和风险监测评估能力。实施风险评估和标准制定专项行动，加快制修订食品安全国家标准，基本建成涵盖从农田到餐桌全过程的最严谨食品安全标准体系，提高食品污染物风险识别能力。全面提升食源性疾病调查溯源能力。

保障药品质量安全。完善国家药品标准体系，推进仿制药质量和疗效一致性评价。建立符合中药特点的质量和疗效评价体系。构建药品和疫苗全生命周期质量管理机制，推动信息化追溯体系建设，实现重点类别来源可溯、去向可追。稳步实施医疗器械唯一标识制度。

（六）深入开展爱国卫生运动。

全面推进卫生城镇和健康城镇建设。深入推进国家卫生城镇创建，优化评审流程，引导推进全域创建和城乡均衡发展。总结推广健康城市试点的有效经验，打造一批健康城市样板，创造健康支持性环境。广泛开展健康县区、健康乡镇和健康细胞（健康村、健康社区、健康企业、健康机关、健康学校、健康促进医院、健康家庭等）建设，培育一批健康细胞建设特色样板。

改善城乡环境卫生。完善城乡环境卫生治理长效机制，提高基础设施现代化水平，统筹推进城乡环境卫生整治。加强城市垃圾和污水处理设施建设，推进城市生活垃圾分类和资源回收利用。推行县域生活垃圾和污水统筹治理，持续开展村庄清洁行动，建立健全农村村庄保洁机制和垃圾收运处置体系，选择符合农村实际的生活污水处理技术，推进农村有机废弃物资源化利用。加快研发干旱寒冷地区卫生厕所适用技术和产品，加强中西部地区农村户用厕所改造，加强厕所粪污无害化处理和资源化利用，务实推进农村厕所革命。实施农村供水保障工程。推进农贸市场标准化建设。强化以环境治理为主、以专业防制为辅的病媒生物防制工作。

创新社会动员机制。推动爱国卫生运动与传染病、慢性病防控等紧密结合，通过爱国卫生月等活动，加大科普力度，倡导文明健康、绿色环保的生活方式。制止餐饮浪费行为，坚决革除滥食野生动物等陋习，推广分餐公筷、垃圾分类投放等生活习惯。促进爱国卫生与基层治理工作相融合，发挥村规民约、居民公约的积极作用，推广居民健康管理互助小组、周末大扫除、卫生清洁日、环境卫生红黑榜、积分兑换等经验，完善社会力量参与机制，培育相关领域社会组织和专业社工、志愿者队伍，推动爱国卫生运动融入群众日常生活。

专栏2　全方位干预主要健康问题和影响因素项目

重大疾病及危害因素监测：人禽流感、非典型性肺炎（SARS）监测，鼠疫监测，麻风病监测，流感、手足口病、病毒性腹泻、布病、狂犬病、出血热、登革热等重点传染病监测和评估，疟疾等寄生虫病监测，青少年、成年人、高校大学生烟草流行监测，慢性病与营养监测、肿瘤随访登记、死因监测，饮用水和环境卫生及学生常见病监测，全国伤害监测。

健康促进与教育：居民健康素养监测，健康素养促进，健康知识进万家，基层健康教育讲堂试点，健康小屋，烟草控制。

重点传染病和地方病防控：根据需要适时调整国家免疫规划疫苗种类，艾滋病、结核病、包虫病、血吸虫病、地方病防治，鼠疫防控。

慢性病综合防控：癌症早诊早治，心脑血管疾病、慢性阻塞性肺疾病高危人群筛查干预，口腔疾病综合干预，"三高"（高血压、高血糖、高血脂）共管，糖尿病高危人群干预试点，糖尿病患者并发症早期筛查试点。

心理健康和精神卫生促进：精神障碍管理治疗，农村癫痫防治管理，精神科医师转岗培训，心理治疗师培训，心理援助热线建设。

环境健康促进：公共卫生危害治理，饮用水，公共场所、人体生物监测等环境健康监测，消毒支撑体系建设。

食品安全：食品安全风险监测评估，食品安全国家标准制修订。

爱国卫生：卫生城镇创建，健康县区、健康细胞建设。

五、全周期保障人群健康

（一）完善生育和婴幼儿照护服务。

优化生育服务与保障。实施三孩生育政策，完善相关配套支持措施。继续做好生育保险对参保女职工生育医疗费用、生育津贴待遇等的保障，做好城乡居民医保参保人生育医疗费用保障，减轻生育医疗费用负担。做好生育咨询指导服务。推进"出生一件事"联办。完善国家生命登记管理制度，建立人口长期均衡发展指标体系，健全覆盖全人群、全生命周期的人口监测体系和预测预警制度。发挥计生协会组织作用，深入开展家庭健康促进行动。对全面两孩政策实施前的独生子女家庭和农村计划生育双女家庭，继续实行现行各项奖励扶助制度和优惠政策。动态调整扶助标准，建立健全计划生育特殊家庭全方位帮扶保障制度。支持有资质的社会组织接受计划生育特殊家庭委托，开展生活照料、精神慰藉等服务，依法代办入住养老机构、就医陪护等事务。

促进婴幼儿健康成长。完善托育服务机构设置标准和管理规范，建立健全备案登记、信息公示和质量评估等制度，加快推进托育服务专业化、标准化、规范化。研究制定托育从业人员学历教育和相关职业标准，提高保育保教质量和水平。鼓励和引导社会力量提供普惠托育服务，发展集中管理运营的社区托育服务网络，完善社区婴幼儿活动场所和设施。支持有条件的用人单位单独或联合相关单位在工作场所为职工提供托育服务。加强对家庭的婴幼儿早期发展指导，研究出台家庭托育点管理办法，支持隔代照料、家庭互助等照护模式，鼓励专业机构和社会组织提供家庭育儿指导服务。支持"互联网+托育服务"发展，打造一批关键共性技术网络平台及直播教室，支持优质机构、行业协会开发公益课程，增强家庭的科学育儿能力。加强婴幼儿照护服务机构的卫生保健工作，预防控制传染病，降低常见病的发病率，保障婴幼儿的身心健康。

（二）保护妇女和儿童健康。

改善优生优育全程服务。实施母婴安全行动提升计划，全面落实妊娠风险筛查与评估、高危孕产妇专案管理、危急重症救治、孕产妇死亡个案报告和约谈通报等母婴安全五项制度，提供优质生育全程医疗保健服务。实施出生缺陷综合防治能力提升计划，构建覆盖城乡居民，涵盖婚前、孕前、孕期、新生儿和儿童各阶段的出生缺陷防治体系。加强婚前保健，推广婚姻登记、婚育健康宣传教育、生育指导"一站式"服务，为拟生育家庭提供科学备孕指导、孕前优生健康检查和增补叶酸指导服务，加强产前筛查和产前诊断。到2025年，孕前优生健康检查目标人群覆盖率不低于80%，产前筛查率不低于75%，新生儿遗传代谢性疾病筛查率达到98%以上。强化先天性心脏病、听力障碍、苯丙酮尿症、地中海贫血等重点疾病防治，推动围孕期、产前产后一体化管理服务和多学科诊疗协作。医疗卫生机构开展孕育能力提升专项攻关，规范人类辅助生殖技术应用，做好不孕不育诊治服务。支持妇幼保健机构整合预防保健和临床医疗服务。

加强妇女健康服务。发展妇女保健特色专科，提高服务能力，针对青春期、育龄期、孕产期、更年期和老年期妇女的健康需求，提供女性内分泌调节、心理、营养等预防保健服务以及妇女常见疾病治疗等涵盖生理、心理和社会适应的整合型医疗保健服务。促进生殖健康服务，推进妇女宫颈癌、乳腺癌防治，进一步提高筛查率和筛查质量。

促进儿童和青少年健康。实施母乳喂养促进行动，开展婴幼儿养育专业指导，加强婴幼儿辅食添加指导，实施学龄前儿童营养改善计划，降低儿童贫血患病率和生长迟缓率。实施健康儿童行动提升计划，完善儿童健康服务网络，建设儿童友好医院，加强儿科建设，推动儿童保健门诊标准化、规范化建设，加强儿童保健和医疗服务。加强对儿童青少年贫血、视力不良、肥胖、龋齿、心理行为发育异常、听力障碍、脊柱侧弯等风险因素和疾病的筛查、诊断和干预。指导学校和家长对学生实施防控综合干预，抓好儿童青少年近视防控。加强儿童心理健康教育和服务，强化儿童孤独症筛查和干预。推广青春健康教育工作，开展青少年性与生殖健康教育。统筹推进各级疾病预防控制机构学校卫生队伍和能力建设，加强对辖区学校卫生工作的指导。开展儿童健康综合发展示范县（市、区、旗）创建活动。

（三）促进老年人健康。

强化老年预防保健。开发老年健康教育科普教材，开展老年人健康素养促进项目，做好老年健康教育。加强老年期重点疾病的早期筛查和健康管理，到2025年，65岁及以上老年人城乡社区规范健康管理服务率达到65%以上。实施老年人失能预防与干预、老年人心理关爱、老年口腔健康、老年营养改善和老年痴呆防治等行动，延缓功能衰退。

提升老年医疗和康复护理服务水平。推动开展老年人健康综合评估和老年综合征诊治，促进老年医疗服务从单病种向多病共治转变。到2025年，二级以上综合医院设立老年医学科的比例达到60%以上。完善从居家、社区到专业机构的长期照护服务模式。提升基层医疗卫生机构康复护理服务能力，开展老年医疗照护、家庭病床、居家护理等服务，推动医疗卫生服务向社区、家庭延伸。支持有条件的医疗机构与残疾人康复机构等开展合作。稳步扩大安宁疗护试点。

提升医养结合发展水平。健全医疗卫生机构和养老服务机构合作机制，为老年人提供治疗期住院、康复期护理、稳定期生活照料、安宁疗护一体化的服务。进一步增加居家、社区、机构等医养结合服务供给。鼓励农村地区通过托管运营、毗邻建设、签约合作等多种方式实现医养资源共享。开展医养结合示范项目，提升服务质量和水平。

（四）加强职业健康保护。

强化职业健康危害源头防控和风险管控。建立健全职业病和职业病危害因素监测评估制度，扩大主动监测范围，到2025年，工作场所职业病危害因素监测合格率达到85%以上。开展尘肺病筛查和新兴行业及工作相关疾病等职业健康损害监测。完善用人单位职业健康信息及风险评估基础数据库，构建职业病危害风险分类分级、预测预警和监管机制，对职业病危害高风险企业实施重点监管。强化重点行业职业病危害专项治理。鼓励企业完善职业病防护设施，改善工作场所劳动条件。

完善职业病诊断和救治保障。健全职业病诊断与鉴定制度，优化诊断鉴定程序。强化尘肺病等职业病救治保障，实施分类救治救助，对未参加工伤保险且用人单位不存在或无法确定劳动关系的尘肺病患者，按规定落实基本医疗保障和基本生活救助政策。

加强职业健康促进。推动用人单位开展职工健康管理，加强职业健康管理队伍建设，提升职业健康管理能力。全面提高劳动者职业健康素养，倡导健康工作方式，显著提升工作相关的肌肉骨骼疾病、精神和心理疾病等防治知识普及率。推动健康企业建设，培育一批健康企业特色样板。深入开展争做"职业健康达人"活动。

（五）保障相关重点人群健康服务。

巩固拓展健康扶贫成果同乡村振兴有效衔接。过渡期内保持现有健康帮扶政策总体稳定，调整优化支持政策，健全因病返贫致贫动态监测机制，建立农村低收入人口常态化精准健康帮扶机制。加大对脱贫地区、"三区三州"、原中央苏区、易地扶贫搬迁安置地区等县级医院支持力度，鼓励开展对口帮扶、合作共建医疗联合体，重点提高传染病疫情和突发公共卫生事件监测预警、应急处置和医疗救治能力。加强脱贫地区乡村医疗卫生服务体系达标提质建设，支持采用巡诊派驻等方式保障乡村医疗卫生服务覆盖面，确保乡村医疗卫生机构和人员"空白点"持续实现动态清零。结合脱贫地区实际，推广大病专项救治模式，巩固并逐步提高重点人群家庭医生签约服务覆盖面和服务质量。

维护残疾人健康。加强残疾人健康管理，全面推进残疾人家庭医生签约服务。加强和改善残疾人医疗服务，完善医疗机构无障碍设施，强化残疾人服务设施和综合服务能力建设。建成康复大学，加快培养高素质、专业化康复人才。加强残疾人康复服务，提升康复医疗、康复训练、辅助器具适配等服务质量。建立儿童残疾筛查、诊断、康复救助衔接机制，确保残疾儿童得到及时有效的康复服务。加强残疾人心理健康工作，做好残疾人健康状况评估。贯彻实施《国家残疾预防行动计划（2021—2025年）》。继续开展防盲治盲，推动实施全面眼健康行动。继续推进防聋治聋，提升耳与听力健康水平。

专栏 3　生命全周期健康保障项目

优生优育：孕前优生健康检查，基本避孕服务，人口监测体系建设。

妇女儿童健康：妇幼健康监测，0~6 岁儿童健康管理，0~6 岁儿童孤独症筛查和干预，农村妇女"两癌"（乳腺癌、宫颈癌）筛查，增补叶酸预防神经管缺陷，地中海贫血防治，脱贫地区儿童营养改善，母婴安全和健康儿童行动提升计划，近视、肥胖、脊柱侧弯等学生常见病监测与干预行动、适宜技术试点，农村义务教育学生营养改善计划，学校卫生队伍建设。

职业健康保护：职业病监测，尘肺病患者健康管理，职业性放射性疾病监测，工作场所职业危害因素监测，医疗机构放射性危害因素监测。

老年健康促进：医院老年医学科、社区护理站建设，安宁疗护试点，老年人失能预防干预。

巩固拓展健康扶贫成果：因病返贫致贫动态监测。

残疾人健康维护：残疾人家庭医生签约，医疗机构无障碍设施建设，残疾人康复服务，防盲治盲，防聋治聋。

六、提高医疗卫生服务质量

（一）优化医疗服务模式。

推行预约诊疗和日间服务。建立健全预约诊疗制度，全面推行分时段预约诊疗和检查检验集中预约服务，有序推进检查检验结果互认。推动三级医院日间手术等服务常态化、制度化，逐步扩大日间手术病种范围，稳步提高日间手术占择期手术的比例。鼓励有条件的医院设置日间病房、日间治疗中心等，为患者提供日间化疗、日间照射治疗等服务。

推广多学科诊疗。针对肿瘤、多系统多器官疾病、疑难复杂疾病等，推动建立多学科诊疗制度。鼓励将麻醉、医学检验、医学影像、病理、药学等专业技术人员纳入多学科诊疗团队，提升综合诊治水平。鼓励医疗机构采取多种方式设置服务协调员，在患者诊疗过程中予以指导协助和跟踪管理。

创新急诊急救服务。优化院前医疗急救网络。继续推进胸痛、卒中、创伤、危重孕产妇救治、危重新生儿和儿童救治等中心建设，为患者提供医疗救治绿色通道和一体化综合救治服务，提升重大急性疾病医疗救治质量和效率。完善智能化调度系统，推动院前医疗急救网络与院内急诊有效衔接，实现患者信息院前院内共享，构建快速、高效、全覆盖的急危重症医疗救治体系。

强化医防融合。依托国家基本公共卫生服务项目，以高血压和 2 型糖尿病为切入点，实施城乡社区慢病医防融合能力提升工程，为每个乡镇卫生院和社区卫生服务中心培养 1~2 名具备医防管等能力的复合型骨干人员，探索建立以基层医生团队为绩效考核单元、以健康结果和居民满意度为导向的考核体系。推动预防、治疗、护理、康复有机衔接，形成"病前主动防，病后科学管，跟踪服务不间断"的一体化健康管理服务。

（二）加强医疗质量管理。

完善医疗质量管理与控制体系。强化医疗质量安全核心制度，健全国家、省、市三级质控组织体系，完善覆盖主要专业和重点病种的质控指标。完善国家、省、医疗机构三级感染监测体系，逐步将基层医疗卫生机构纳入监测。完善诊疗规范和技术指南，全面实施临床路径管理。可以在有条件的医疗联合体内探索建立一体化临床路径，为患者提供顺畅转诊和连续诊疗服务。

优化护理服务。健全护理服务体系，增加护士配备。强化基础护理，实施以病人为中心的责任制整体护理，开展延续护理服务。进一步扩大优质护理服务覆盖面，逐步实现二级以上医院全覆盖。通过培训、指导、远程等方式，在医疗联合体内将优质护理、康复护理、安宁疗护等延伸至基层医疗卫生机构。

提高合理用药水平。完善覆盖全国二级以上医院的合理用药监测系统，逐步将基层医疗卫生机构纳入监测。加强医疗机构药事管理，以抗菌药物、抗肿瘤药物、其他重点监控药物等为重点，加强用药监测和合理用药考核，抗菌药物使用强度符合规定要求。以临床需求为导向，推进药品使用监测和药品临床综合评价体系建设。加强药品不良反应监测。发挥临床药师作用，开设合理用药咨询或药物治疗管理门诊，开展精准用药服务。推动医疗联合体内药学服务下沉，临床药师指导基层医疗卫生机构提高合理用药水平，重点为签约服务的慢性病患者提供用药指导。

加强平安医院建设。严格落实医院安保主体责任，健全涉医矛盾纠纷多元化解机制，构建系统、科学、智慧的医院安全防范体系。建立完善医警数据共享和联动处置机制，依法严厉打击涉医违法犯罪特别是伤害医务人员的暴力犯罪行为。加强医疗服务人文关怀，大力推行医务社工、志愿者服务，构建和谐医患关系。

（三）加快补齐服务短板。

巩固提升基层服务网络。把乡村医疗卫生服务体系纳入乡村振兴战略全局统筹推进，提高县域医疗卫生服务整体水平。采取派驻、邻村延伸服务、流动巡诊等方式，保障乡、村两级医疗卫生服务全覆盖。开展基层卫生健康综合试验区建设。

提升血液供应保障能力。完善采供血网络布局。巩固血液核酸检测全覆盖成果。建立血液应急保障指挥平台，健全巩固常态化全国血液库存监测制度和血液联动保障机制，提高血液应急保障能力。加大无偿献血宣传动员力度，提升献血率。

七、促进中医药传承创新发展

（一）充分发挥中医药在健康服务中的作用。

实施中医药振兴发展重大工程。实施中医药健康促进行动，推进中医治未病健康工程升级。提升地市级以上中医医院优势专科和县级中医医院特色专科服务能力，力争全部县级中医医院达到医疗服务能力基本标准。丰富中医馆服务内涵，促进中医适宜技术推广应用。探索有利于发挥中医药优势的康复服务模式。建立和完善国家重大疑难疾病中西医协作工作机制与模式。推进中医药博物馆事业发展，实施中医药文化传播行动，推动中医药文化进校园。发展中医药健康旅游。

（二）夯实中医药高质量发展基础。

开展中医药活态传承、古籍文献资源保护与利用。提升中医循证能力。促进中医药科技创新。加快古代经典名方制剂研发。加强中药质量保障，建设药材质量标准体系、监测体系、可追溯体系。推动教育教学改革，构建符合中医药特点的人才培养模式。健全中医医师规范化培训制度和全科医生、乡村医生中医药知识培训机制。

八、做优做强健康产业

（一）推动医药工业创新发展。

鼓励新药研发创新和使用，加快临床急需重大疾病治疗药物的研发和产业化，支持优质仿制药研发。加快构建药品快速应急研发生产体系，针对新发突发传染病以及其他涉及国家公共卫生安全的应急需求，加强对防控所需药品和医疗器械应急研发、检验检测、体系核查、审评审批、监测评价等工作的统一指挥与协调。建立国家参考品原料样本和病患信息应急调用机制，完善药品紧急研发攻关机制。深化药品医疗器械审评审批制度改革，对符合要求的创新药、临床急需的短缺药品和医疗器械、罕见病治疗药品等，加快审评审批。强化对经济实惠的精神疾病药物和长效针剂的研发攻坚。

（二）促进高端医疗装备和健康用品制造生产。

优化创新医疗装备注册评审流程。开展原创性技术攻关，推出一批融合人工智能等新技术的高质量医疗装备。鼓励有条件的地方建设医疗装备应用推广基地，打造链条完善、特色鲜明的医疗装备产业集群。完善养老托育等相关用品标准体系，支持前沿技术和产品研发应用。围绕健康促进、慢病管理、养老服务等需求，重点发展健康管理、智能康复辅助器具、科学健身、中医药养生保健等新型健康产品，推动符合条件的人工智能产品进入临床试验。推进智能服务机器人发展，实施康复辅助器具、智慧老龄化技术推广应用工程。

（三）促进社会办医持续规范发展。

鼓励社会力量在医疗资源薄弱区域和康复、护理、精神卫生等短缺领域举办非营利性医疗机构。引导促进医学检验中心、医学影像中心等独立设置机构规范发展，鼓励有经验的执业医师开办诊所。增加规范化健康管理服务供给，发展高危人群健康体检、健康风险评估、健康咨询和健康干预等服务。落实行业监管职责，促进社会办医规范发展。

（四）增加商业健康保险供给。

鼓励围绕特需医疗、前沿医疗技术、创新药、高端医疗器械应用以及疾病风险评估、疾病预防、中医治未病、运动健身等服务，增加新型健康保险产品供给。鼓励保险机构开展管理式医疗试点，建立健康管理组织，提供健康保险、健康管理、医疗服务、长期照护等服务。在基本签约服务包基础上，鼓励社会力量提供差异化、定制化的健康管理服务包，探索将商业健康保险作为筹资或合作渠道。进一步完善商业长期护理保险支持政策。搭建高水平公立医院及其特需医疗部分与保险机构的对接平台，促进医、险定点合作。加快发展医疗责任险、医疗意外保险，鼓励保险机构开发托育机构责任险和运营相关保险。

（五）推进健康相关业态融合发展。

促进健康与养老、旅游、互联网、健身休闲、食品等产业融合发展，壮大健康新业态、新模式。支持面向老年人的健康管理、预防干预、养生保健、健身休闲、文化娱乐、旅居养老等业态深度融合，创新发展健康咨询、紧急救护、慢性病管理、生活照护等智慧健康养老服务。强化国有经济在健康养老领域有效供给。推动健康旅游发展，加快健康旅游基地建设。选择教学科研资源丰富、医疗服务能力强、产业实力雄厚的城市或区域，以高水平医院为基础，完善综合协同政策，打造健康产业集群。

九、强化国民健康支撑与保障

（一）深化医药卫生体制改革。

加快建设分级诊疗体系。加强城市医疗集团网格化布局管理，整合医疗机构和专业公共卫生机构，为网格内居民提供一体化、连续性医疗卫生服务。加快推动县域综合医改，推进紧密型县域医共体建设，推进专科联盟和远程医疗协作网发展。稳步扩大家庭医生签约服务覆盖范围，加强基本公共卫生服务与家庭医生签约服务的衔接，提高签约服务质量。明确各级医疗卫生机构在相关疾病诊疗中的职责分工、转诊标准和转诊程序，形成连续通畅的双向转诊服务路径。推动三级医院提高疑难危重症和复杂手术占比，缩短平均住院日。

推动公立医院高质量发展。健全现代医院管理制度，充分发挥公立医院党委把方向、管大局、作决策、促改革、保落实的领导作用，健全全面预算管理、成本管理、预算绩效管理、内部审计和信息公开机制，推动医院管理科学化、精细化、规范化。全面开展公立医院绩效考核，持续优化绩效考核指标体系和方法。大力弘扬伟大抗疫精神和崇高职业精神，在全社会营造尊医重卫的良好氛围。推进优抚医院改革发展。提高监管场所医疗机构专业化水平。

深化相关领域联动改革。发挥好福建省三明市作为全国医改经验推广基地的作用，加大经验推广力度，按照"腾空间、调结构、保衔接"的路径，加快推进综合改革。健全全民医保制度，开展按疾病诊断相关分组、按病种分值付费，对于精神病、安宁疗护和医疗康复等需要长期住院治疗且日均费用较稳定的疾病推进按床日付费，将符合条件的互联网医疗服务按程序纳入医保支付范围。稳步建立长期护理保险制度。完善药品供应保障体系，扩大药品和高值医用耗材集中采购范围，落实集中采购医保资金结余留用政策，完善短缺药品监测网络和信息直报制度，保障儿童等特殊人群用药。深化医疗服务价格改革，规范管理医疗服务价格项目，建立灵敏有度的价格动态调整机制，优化中医医疗服务价格政策。深化人事薪酬制度改革，落实医疗卫生机构内部分配自主权，建立主要体现岗位职责和知识价值的薪酬体系。

健全医疗卫生综合监管制度。建立健全机构自治、行业自律、政府监管、社会监督相结合的医疗卫生综合监督管理体系，加强对服务要素准入、质量安全、公共卫生、机构运行、医疗保障基金、健康养老、托育服务和健康产业等的监管。积极培育医疗卫生行业组织，在制定行业管理规范和技术标准、规范执业行为、维护行业信誉、调解处理服务纠纷等方面更好发挥作用。提升卫生健康监督执法能力。构建更为严密的医疗卫生机构安全生产责任体系，加强医疗卫生机构危险化学品使用管理，落实医疗卫生机构消防安全管理责任，深入开展从业人员消防安全教育培训。

专栏4　深化医药卫生体制改革项目

紧密型医疗联合体等网格化布局，公立医院高质量发展，公立医院综合改革示范，公立医院薪酬制度改革，医疗服务价格改革，药品、高值医用耗材集中采购，全国医疗服务成本价格监测网络，地方医改监测评价。

（二）强化卫生健康人才队伍建设。

强化医教协同，推进以胜任力为导向的教育教学改革，优化医学专业结构。完善毕业后医学教育制度，支持新进医疗岗位的本科及以上学历临床医师均接受住院医师规范化培训。健全继续医学教育制度。强化基层人才队伍建设，加强全科医生临床培养培训，深入实施全科医生特岗计划、农村订单定向医学生免费培养和助理全科医生培训，有条件的地区探索实施"县聘乡用、乡聘村用"。开发退休医务人员人力资源，支持城市二级以上医院在职或退休医师到乡村医疗卫生机构多点执业或开办诊所。加强乡村卫生人才在岗培训和继续教育。加强疾控骨干人才队伍建设，提升现场流行病学调查等核心能力。完善公共卫生人员准入、使用和考核评价等机制。加强职业卫生复合型人才培养。加强药师队伍建设和配备使用。改革完善医务人员评价机制，坚持分层分类评价，突出品德能力业绩导向，增加临床工作数量和质量指标，探索试行成果代表作制度，淡化论文数量要求。

（三）加快卫生健康科技创新。

推进医学科技创新体系的核心基地建设。新布局一批国家临床医学研究中心，形成覆盖全国的协同研究网络。加强疾病防控和公共卫生科研攻关体系与能力建设，汇聚力量协同开展重大传染病防控全链条研究。面向人民生命健康，开展卫生健康领域科技体制改革试点，启动卫生健康领域科技创新 2030 重大项目、"十四五"重点研发计划等国家科技计划，实施"脑科学与类脑研究"等重大项目以及"常见多发病防治研究"、"生育健康及妇女儿童健康保障"等重点专项。健全涉及人的医学研究管理制度，规范生物医学新技术临床研究与转化应用管理。加快推广应用适合基层和边远地区的适宜医疗卫生技术。完善审批程序，加强实验室生物安全管理，强化运行评估和监管。完善高级别病原微生物实验室运行评价和保障体系，完善国家病原微生物菌（毒）种和实验细胞等可培养物保藏体系。

（四）促进全民健康信息联通应用。

落实医疗卫生机构信息化建设标准与规范。依托实体医疗机构建设互联网医院，为签约服务重点人群和重点随访患者提供远程监测和远程治疗，推动构建覆盖诊前、诊中、诊后的线上线下一体化医疗服务模式。支持医疗联合体运用互联网技术便捷开展预约诊疗、双向转诊、远程医疗等服务。优化"互联网+"签约服务，全面对接居民电子健康档案、电子病历，逐步接入更广泛的健康数据，为签约居民在线提供健康咨询、预约转诊、慢性病随访、健康管理、延伸处方等服务。推动"互联网+慢性病（糖尿病、高血压）管理"，实现慢性病在线复诊、处方流转、医保结算和药品配送。推广应用人工智能、大数据、第五代移动通信（5G）、区块链、物联网等新兴信息技术，实现智能医疗服务、个人健康实时监测与评估、疾病预警、慢病筛查等。指导医疗机构合理保留传统服务方式，着力解决老年人等群体运用智能技术困难的问题。构建权威统一、互联互通的全民健康信息平台，完善全民健康信息核心数据库，推进各级各类医疗卫生机构统一接入和数据共享。探索建立卫生健康、医疗保障、药监等部门信息共享机制，通过全国一体化政务服务平台，实现跨地区、跨部门数据共享。研究制定数据开放清单，开展政府医疗健康数据授权运营试点。严格规范公民健康信息管理使用，强化数据资源全生命周期安全保护。

（五）完善卫生健康法治体系。

贯彻落实基本医疗卫生与健康促进法，加快推动传染病防治法、突发公共卫生事件应对法、职业病防治法、中医药传统知识保护条例等法律法规的制修订工作，构建系统完备的卫生健康法律体系。加快完善医疗卫生技术标准体系，针对"互联网+医疗健康"等新业态加快标准制修订。加强普法宣传。持续深化卫生健康领域"放管服"改革。

（六）加强交流合作。

全方位推进卫生健康领域国际合作，推动构建人类卫生健康共同体。完善政策对话与协作机制，深入参与相关国际标准、规范、指南等的研究、谈判与制定。健全跨境卫生应急沟通协调机制。完善我国参与国际重特大突发公共卫生事件应对机制。深化中医药领域国际交流合作。促进"一带一路"卫生健康合作，推进健康丝绸之路建设。创新卫生发展援助与合作模式。深化与港澳台地区卫生健康交流合作。

十、强化组织实施

（一）加强组织领导。

加强党对卫生健康工作的领导，强化政府责任，健全部门协作机制，及时细化完善政策措施，完善国民健康政策，推动各项任务落实。加快建立健康影响评价评估制度，推动经济社会发展规划中突出健康目标指标、公共政策制定实施中向健康倾斜、公共资源配置上优先满足健康发展需要。

（二）动员各方参与。

强化跨部门协作，发挥工会、共青团、妇联、残联、计生协会等群团组织以及其他社会组织的作用，调动各企（事）业单位、学校、村（社区）积极性和创造性，鼓励相关行业学会、协会等充分发挥专业优势，将卫生健康工作纳入基层治理，引导群众主动落实健康主体责任、践行健康生活方式。

（三）做好宣传引导。

发挥基层首创精神，鼓励地方结合实际积极探索创新。及时总结推广地方好的经验和做法，发挥示范引领作用。积极宣传推进健康中国建设相关政策措施，做好信息发布，加强正面宣传和典型报道。加强舆论引导，及时回应社会关切。

（四）强化监测评价。

健全卫生健康规划体系，加强不同层级规划衔接。各有关部门要加强对地方的指导。建立健全规划实施监测评价机制，加强监测评估能力建设，对规划实施进行年度监测和中期、末期评估，及时发现和统筹研究解决实施中的问题。

参考文献

［1］周绿林，李绍华. 医疗保险学［M］. 北京：科学出版社，2016.

［2］张亮，胡志. 卫生事业管理［M］. 北京：人民卫生出版社，2013.

［3］姚岚，熊先军. 医疗保障学［M］. 2版. 北京：人民卫生出版社，2013.

［4］王悦，熊季霞. 医药人力资源管理［M］. 北京：科学出版社，2014.

［5］王大平，孔昭昆，王苏生. 中国医改的政策选择：基于激励机制设计理论的视角［M］. 北京：清华大学出版社，2015.

［6］唐镜波，孙静. WHO国家药物政策及合理用药理论和实践［M］. 北京：中国科学技术出版社，2005.

［7］林光汶，郭岩，吴群红. 中国卫生政策［M］. 北京：北京大学医学出版社，2010.

［8］吴浩. 社区卫生服务管理［M］. 北京：人民卫生出版社，2023.

［9］梁万年，胡志，王亚东. 卫生事业管理学［M］. 4版. 北京：人民卫生出版社，2017.

［10］李滔. 欧洲二十五国药政管理体系［M］. 北京：中国医药科技出版社，2016.

［11］李鲁，吴群红. 社会医学［M］. 5版. 北京：人民卫生出版社，2017.

［12］郝模. 卫生政策学［M］. 2版. 北京：人民卫生出版社，2013.

［13］国家发展计划委员会社会发展司. 区域卫生规划论文集［M］. 北京：中国计划出版社，1999.

［14］郭岩. 卫生事业管理［M］. 2版. 北京：北京大学医学出版社，2011.

［15］顾海. 公共卫生事业管理［M］. 北京：科学出版社，2010.

［16］陈振明. 公共管理学原理［M］. 北京：中国人民大学出版社，2017.

［17］陈振明. 公共管理学：一种不同于传统行政学的研究途径［M］. 北京：中国人民大学出版社，2003.

［18］陈庆云. 公共政策分析［M］. 北京：北京大学出版社，2006.

［19］威廉斯，托伦斯. 卫生服务导论［M］. 刘建平，译. 北京：北京大学医学出版社，2004.

［20］罗宾斯，库尔特. 管理学［M］. 15 版. 刘刚，梁晗，程熙鎔，等译. 北京：中国人民大学出版社，2022.

［21］默森，布莱克，米尔. 国际公共卫生：疾病，计划，系统与政策［M］. 2 版. 郭新彪，等译. 北京：化学工业出版社，2009.

［22］罗伯逊，萧庆伦，包滄宁，等. 通向正确的卫生改革之路：提高卫生改革绩效和公平性的指南［M］. 任明辉，译. 北京：北京大学医学出版社，2010.

［23］登哈特. 公共组织理论［M］. 5 版. 扶松茂，丁力，译. 北京：中国人民大学出版社，2011.

［24］彼得斯. 政府未来的治理模式［M］. 吴爱明，夏宏图，译. 北京：中国人民大学出版社，2013.